Onderzoek en behandeling van de knie

Orthopedische casuïstiek

Onderzoek en behandeling van de knie

Redactie:

Koos van Nugteren

Dos Winkel

Met bijdragen van:

Mascha Friderichs

Marc Martens

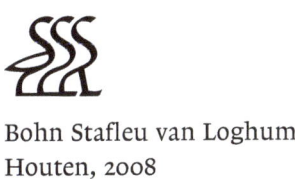

Bohn Stafleu van Loghum
Houten, 2008

© 2008 Bohn Stafleu van Loghum, onderdeel van Springer Uitgeverij
Alle rechten voorbehouden. Niets uit deze uitgave mag worden vermenigvuldigd, opgeslagen in een geautomatiseerd gegevensbestand, of openbaar gemaakt, in enige vorm of op enige wijze, hetzij elektronisch, mechanisch, door fotokopieën of opnamen, hetzij op enige andere manier, zonder voorafgaande schriftelijke toestemming van de uitgever.
Voor zover het maken van kopieën uit deze uitgave is toegestaan op grond van artikel 16b Auteurswet 1912 j° het Besluit van 20 juni 1974, Stb. 351, zoals gewijzigd bij het Besluit van 23 augustus 1985, Stb. 471 en artikel 17 Auteurswet 1912, dient men de daarvoor wettelijk verschuldigde vergoedingen te voldoen aan de Stichting Reprorecht (Postbus 3051, 2130 KB Hoofddorp). Voor het overnemen van (een) gedeelte(n) uit deze uitgave in bloemlezingen, readers en andere compilatiewerken (artikel 16 Auteurswet 1912) dient men zich tot de uitgever te wenden.

Samensteller(s) en uitgever zijn zich volledig bewust van hun taak een betrouwbare uitgave te verzorgen. Niettemin kunnen zij geen aansprakelijkheid aanvaarden voor drukfouten en andere onjuistheden die eventueel in deze uitgave voorkomen.

ISBN 978 90 313 52050
NUR 894

Ontwerp omslag: TEFF Typography
Ontwerp binnenwerk: A-Graphics, Apeldoorn
Automatische opmaak: Pre Press, Zeist

Bohn Stafleu van Loghum
Het Spoor 2
Postbus 246
3990 GA Houten

www.bsl.nl

Inhoud

Lijst van auteurs 1

Inleiding 3
Koos van Nugteren

Anatomie van het skelet 3
Ligamenten 3
De menisci 6
Anamnese en functieonderzoek na een letsel 7
Pathologie 8
Literatuur 10

1 Mediale kniepijn bij een 15-jarige atlete, ontstaan na een trap tegen haar knie tijdens de gymnastiekles 11
Koos van Nugteren

Inspectie en algemene palpatie 11
Functieonderzoek 11
Specifieke palpatie 11
Therapie 12

2 Persisterende nachtelijke mediale kniepijn bij een 72-jarige vrouw 13
Koos van Nugteren

Algemene palpatie en inspectie 13
Functieonderzoek 13
Specifieke palpatie 14
Therapie 14

2a	**Addendum: openketenoefeningen versus geslotenketenoefeningen** *Koos van Nugteren*	17
	Inleiding	17
	Uitvoering van de openketenoefening	17
	Uitvoering van de squat	18
	Uitvoering als bij sumoworstelaars (figuur 2a.3c)	20
	Vergelijking tussen open en gesloten ketenoefeningen	21
3	**Mediale kniepijn, ontstaan tijdens tennis bij een 43-jarige man** *Koos van Nugteren*	23
	Algemene palpatie	23
	Functieonderzoek	24
	Specifieke palpatie	24
	Therapie	25
3a	**Addendum: meniscuslaesies** *Mascha Friderichs*	27
	Inleiding	27
	Anatomie	27
	Functionele anatomie	28
	Vascularisatie en innervatie	31
	Soorten laesies	32
	Nevenpathologie	33
	Symptomatologie	34
	Klinisch onderzoek	35
	Beeldvorming	36
	Behandeling	37
	Conservatieve behandeling	37
	Totale meniscectomie	37
	Partiële meniscestomie	37
	Meniscustranspantatie	38
	Revalidatie	40
	Literatuur	41
4	**Steeds terugkerende laterale kniepijn na enige tijd joggen bij een 44-jarige man** *Koos van Nugteren*	43
	Inspectie	43
	Algemene palpatie	44
	Functieonderzoek	44

	Specifieke palpatie	44
	Therapie	46
	Literatuur	49

4a Addendum: het tractus iliotibialis frictiesyndroom — 51
Koos van Nugteren — LIX

Anatomie	52
Symptomatologie	53
Risicofactoren	54
Therapie	55
Literatuur	57

5 Een persisterend gevoel van instabiliteit bij een 22-jarige sportieve vrouw na een skitrauma — 59
Marc Martens

Inspectie	59
Algemene palpatie	59
Functieonderzoek	60
Therapie	60

5a Addendum: de voorstekruisbandruptuur — 65
Koos van Nugteren

Mechanisme van het letsel	65
Symptomen	67
Beeldvorming	68
Conservatieve behandeling	69
Operatieve behandeling	69
Metaplasie van pees tot ligament	72
Revalidatie	72
Literatuur	75

6 'Groeipijn' in de knie bij een vijftienjarige voetballer — 79
Dos Winkel

Inspectie	79
Palpatie	80
Functieonderzoek	80
Aanvullend onderzoek	80
Therapie	81

6a	**Addendum: osteochondritis (osteochondrosis) dissecans (De ziekte van König)** *Koos van Nugteren*	83
	Inleiding	83
	Therapie	85
	Prognose	87
	Literatuur	87
7	**In vijftien jaar toenemende knieklachten, begonnen na een trauma bij een 55-jarige vrouw** *Koos van Nugteren*	89
	De situatie circa dertien jaar na het trauma	89
	Inspectie	89
	Algemene palpatie	90
	Functieonderzoek	90
	Specifieke palpatie	90
	Therapie	91
7a	**Addendum: de hemiprothese van de knie** *Koos van Nugteren*	93
	Oorzaken mediale knieartrose	93
	Bijlage I Functieonderzoek van de knie	97
	Bijlage II Meniscustesten	99
	Bijlage III Stabiliteitstesten van de knie	103
	Verwijzingen naar eerder verschenen *Orthopedische casuïstiek*	105
	Register	107

Lijst van auteurs

Mascha Friderichs, fysiotherapeut te Nijmegen.

Prof. dr. Marc Martens, orthopedisch chirurg, verbonden aan het Universitair Ziekenhuis te Antwerpen en de Eeuwfeestkliniek te Antwerpen.

Koos van Nugteren, fysiotherapeut in een particuliere praktijk te Nijmegen. Specialisatie: orthopedische aandoeningen.

Dos Winkel, orthopedisch fysiotherapeut. Oprichter van de International Academy of Orthopaedic Medicine, waarvan hij van 1978 tot maart 2005 president was.

Inleiding

Koos van Nugteren

Anatomie van het skelet

Het skelet van het femorotibiale gewricht bestaat enerzijds uit de beide *ronde* condylen van het femur en anderzijds uit het vrijwel *vlakke* tibiaplateau (*figuur 0-1*).* De incongruentie die hierdoor ontstaat, wordt gecompenseerd door twee kraakbenige menisci die de randen van het kniegewricht opvullen (*figuur 0-2*). De kwetsbaarheid van de knie is vermoedelijk het gevolg van hoge belastingen op de incongruente skeletdelen, waardoor de omringende weke delen en het gewrichtskraakbeen gemakkelijk beschadigd raken. Dit boek behandelt aandoeningen van het femorotibiale gewricht.

Het femorotibiale gewricht

Het skelet van het patellofemorale gewricht wordt gevormd door enerzijds de voorzijde van het femur en anderzijds de achterzijde van de patella. De patella is te beschouwen als een benig deel van de quadricepspees dat ervoor zorgt dat de m. quadriceps onder een gunstige hoek aanhecht aan de tuberositas tibiae. Aandoeningen van het patellofemorale gewricht worden in dit boek buiten beschouwing gelaten.

Het patellofemorale gewricht

Het skelet van het tibiofibulaire gewricht wordt gevormd door de posterolaterale zijde van de tibia-epifyse en het anteromediale deel van de fibulakop.

Het tibiofibulaire gewricht

Ligamenten

Bewegingen in het kniegewricht worden nauwkeurig bijgestuurd door extra- en intra-articulaire ligamenten.

– De diepe collaterale ligamenten zijn nauw verweven met de randen van de beide menisci en met de membrana synovialis; zij worden daarom

Extra-articulaire ligamenten

---

* De laterale zijde van het tibiaplateau is licht convex en de mediale zijde licht concaaf. Een totale meniscectomie aan de laterale zijde resulteert in bol op bol contact, wat een sterk verhoogde belasting van het gewrichtskraakbeen oplevert.

Figuur 0-1
Mediaal aanzicht van het tibiaplateau: het vrijwel vlakke tibiaplateau bestaat uit een licht convexe laterale zijde en een licht concave mediale zijde.

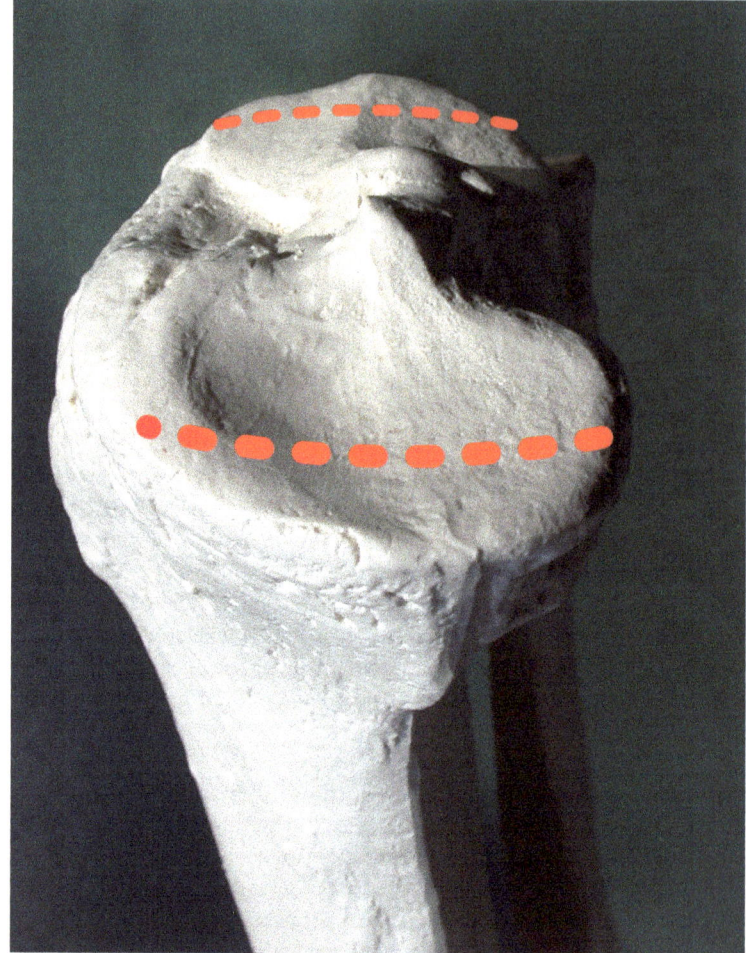

ook wel kapselbanden genoemd (*figuur 0-3*). Vooral de *mediale* kapselband kan gemakkelijk ruptureren, omdat deze strakke structuur snel onder spanning staat bij geringe rotatoire bewegingen. Vooral extreme exorotatie leidt gemakkelijk tot beschadiging van de kapselband en de eronder gelegen mediale meniscus.
– Het ligamentum collaterale laterale is een koordvormige band die een extreme varusstand van het kniegewricht voorkomt. Oorsprong is de enigszins prominerende epicondylus lateralis die zich op de laterale femurcondylus bevindt. Insertie is de fibulakop.
– Het ligamentum collaterale mediale is verweven met de mediale kapselband. Het is een platte structuur die een extreme valgusstand van het gewricht voorkomt. Bij iedere flexiestand van de knie komt een ander deel van het ligament onder spanning te staan. Valgustrauma's leiden dan ook gemakkelijk tot een partiële ruptuur van het mediale ligament.

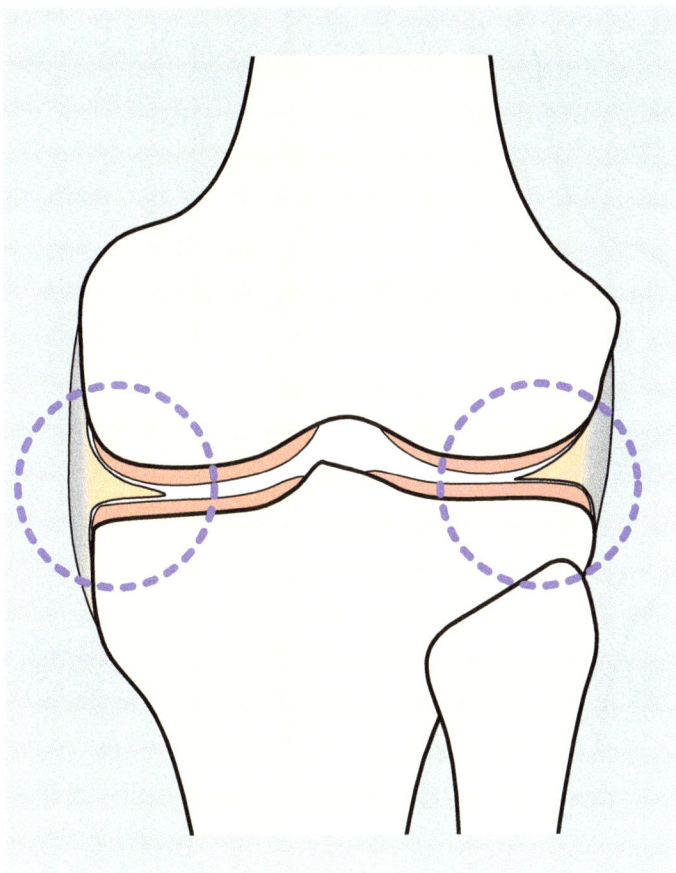

Figuur 0-2
De incongruentie wordt gecompenseerd door twee kraakbenige menisci die de randen van het kniegewricht opvullen.

– Het achterste kapsel vormt een platte structuur die onder spanning komt zodra de knie volledig gestrekt is. Een varus- of valgustrauma van een (vrijwel) gestrekte knie kan gemakkelijk leiden tot een ruptuur van een deel van het achterste kapsel.

De kruisbanden worden *intra-articulaire* ligamenten genoemd. Aangezien zij zich *buiten* het gewrichtskapsel bevinden, zijn het *extrasynoviale* ligamenten. Zij zijn 3 à 4 cm lang en controleren rotatie- en translatiebewegingen van het femorotibiale gewricht. De kruisbanden bevatten, net als andere ligamenten, bloedvaten, zenuwen en sensoren die de spanning op de ligamenten registreren.[1] De kruisbanden hebben dan ook een *proprioceptieve* functie naast een passief *stabiliserende* functie.

Intra-articulaire ligamenten

De mechanische eigenschappen van de kruisbanden komen vrij sterk overeen met die van pezen. Kruisbanden kunnen namelijk minder goed gerekt worden dan de meeste andere ligamenten van het menselijk lichaam. Dit is goed te merken bij de schuifladetesten van de knie *(zie*

Figuur 0-3
De diepe collaterale ligamenten zijn verweven met de membrana synovialis; zij worden daarom ook wel kapselbanden genoemd. Het koordvormige lateraal collateraal ligament is niet ingetekend.

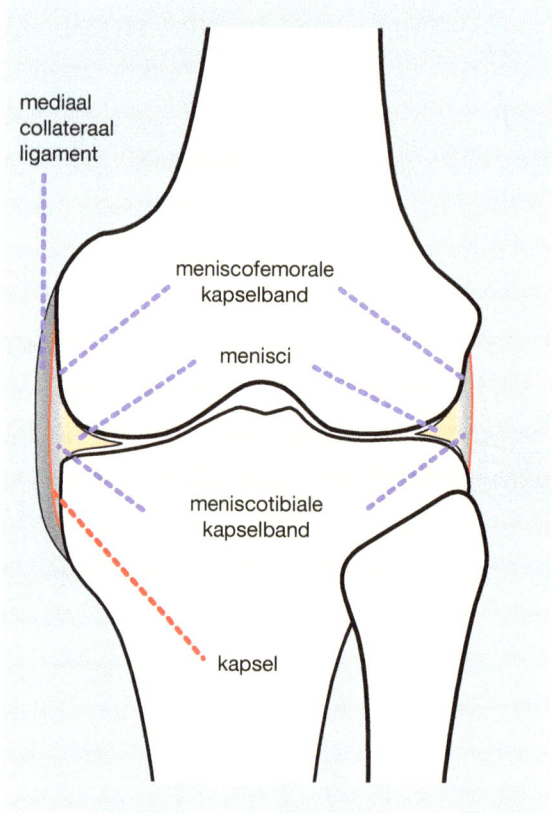

bijlage III): een intacte kruisband 'slaat aan' als een niet-elastisch touw dat plotseling strak wordt getrokken.

Berucht is de veelvoorkomende voorste kruisbandruptuur; gevolg hiervan is verlies van passieve en actieve stabiliteit van het kniegewricht. Dit leidt tot vervroegde kraakbeenslijtage en een verhoogd risico op meniscuslaesies. Wanneer een kruisband gescheurd is, wordt vaak een kruisbandplastiek toegepast; daarbij wordt meestal lichaamseigen *pees*weefsel gebruikt om een nieuwe kruisband te maken (*zie hoofdstuk 5a*).

De menisci

De beide menisci vullen de ruimte op tussen de ronde femurcondylen en de twee vrijwel vlakke gewrichtsoppervlakten van de tibia (*figuur 0-2*). Zij hebben meestal de vorm van een halve maan, hoewel hierin variatie bestaat. Er komen ook discoïde menisci voor, bijna altijd lateraal. Vermoedelijk is in de loop van de evolutie de femorotibiale *discus* van vorm veranderd en is geleidelijk de meniscoïde vorm ontstaan. Veel andere prima-

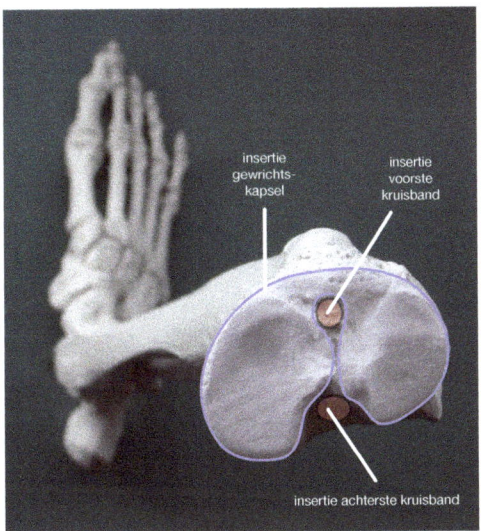

Figuur 0-4
De kruisbanden zijn intra-articulaire en extrasynoviale ligamenten. De paarse lijn toont de aanhechting van het gewrichtskapsel.

ten dan de mens, bijvoorbeeld de gorilla, hebben van nature een discoïde laterale meniscus, meestal met een centraal foramen.[2]

De periferie van de beide menisci wordt gevasculariseerd. Het centrale tweederdedeel wordt niet gevasculariseerd en is voor zijn voeding afhankelijk van de synoviale vloeistof.

Vascularisatie

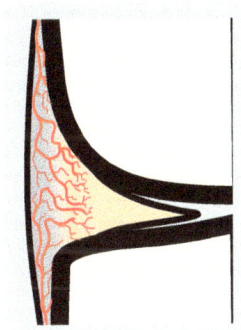

Figuur 0-5
De periferie van de meniscus wordt gevasculariseerd.

Anamnese en functieonderzoek na een letsel

De anamnese en het functieonderzoek van de knie bepalen voor 90% de diagnose. Na een trauma is een goed functieonderzoek echter lastig uit te voeren, vooral wanneer de knie sterk gezwollen is. Het is verstandig het functieonderzoek te herhalen één of enkele weken na het trauma, als de zwelling (vrijwel) verdwenen is.

Na een letsel van de knie oriënteert men zich in eerste instantie op het verhaal van de patiënt.
   De belangrijkste gegevens uit de *anamnese*:
– Mechanisme van het trauma.
– Belastbaarheid na het trauma.
– Lokalisatie van de pijn.
– Binnen hoeveel tijd was er zwelling (haemarthros of hydrops)?
– Zijn er momenten van slotverschijnselen?
– Is er een onzeker of instabiel gevoel (door de knie gaan)?
– Is er anterieure kniepijn en een gevoel dat de knieschijf is geluxeerd tijdens het trauma?

Functieonderzoek na een letsel

De belangrijkste gegevens die men uit het *functieonderzoek* van de knie kan halen na een letsel van de knie:
- Mate van zwelling: was deze er direct na het trauma (haemarthros) of pas na enkele uren (hydrops); haemarthros en hydrops wijzen beide op een intra-articulair probleem. Een haemarthros wijst bovendien op een relatief groot letsel (met bloeding).
- Belastbaarheid van het aangedane been; een mankend looppatroon wijst op ernstiger problematiek.
- Mobiliteit van de knie: mate van flexie en extensie; een blokkerende extensiebeperking wijst sterk op een meniscus- of kraakbeenlaesie, al of niet in combinatie met een kruisbandletsel. Soms kan een geïsoleerd voorste kruisbandletsel een extensiebeperking veroorzaken.[3] Beperking van de flexie kan ook gemakkelijk worden veroorzaakt door een hydrops.
- Palpatie van de mediale en laterale gewrichtsspleet. Herkenbare pijn toont de lokalisatie van het letsel.
- Valgus- en varustest met een licht gebogen knie *(zie bijlage I en III)*. Deze tonen of sprake is van mediaal of lateraal bandletsel.
- Lachman-test; hierbij wordt de laxiteit van de voorste kruisband van beide knieën met elkaar vergeleken. Als er grote verschillen zijn, wijst dit op een voorste kruisbandletsel *(zie bijlage III)*.
- Decline squattest; deze wordt uitgevoerd indien het knieonderzoek vrijwel negatief is en letsel van het strekapparaat van de knie wordt vermoed. De decline squattest is positief als hierbij anterieure kniepijn wordt gevoeld.

Chronische knieklachten

Patiënten met *chronische* knieklachten hebben meestal *geen* forse hydrops; een goed functieonderzoek is dan eenvoudig uit te voeren *(zie bijlage I)*.

Pathologie

Pathologie van de knie kan optreden in de volgende structuren:
- Botten: fracturen, botkneuzing, botoedeem, avasculaire necrose, osteochondrose. Bij kinderen: apofysitiden.
- Gewrichtskraakbeen: kraakbeenletsel, artrose, osteochondrosis dissecans in een vergevorderd stadium.
- Menisci: meestal betreft het traumatisch ontstane rupturen, maar ook degeneratieve laesies zijn mogelijk.
- Gewrichtskapsel; letsel leidt tot inflammatie, hydrops en pijn. Chronische irritatie leidt tot zwelling van het kapsel; dit is zichtbaar en palpabel als een pasteus gezwollen kniegewricht. Hierbij hoeft niet per se een hydrops te bestaan. Plooien in het kapsel kunnen aanleiding geven tot inklemming tussen patella en femur (plicasyndroom). Chronische capsulitis zoals het geval is bij een reumatoïde artritis leidt tot bewegingsbeperkingen en gewrichtsslijtage (artrose).
- Ligamenten; vooral letsels van de mediale band en de voorste kruisbandletsels komen veel voor.

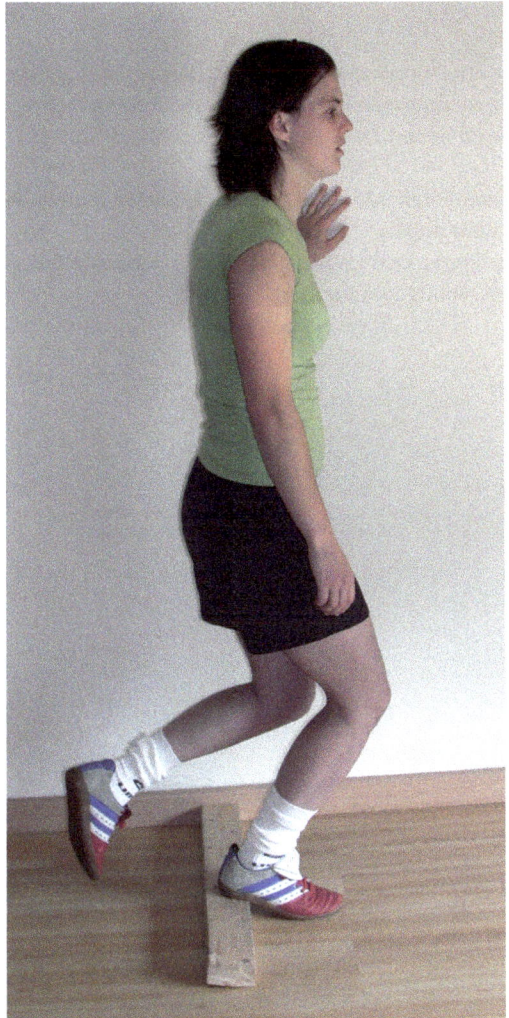

Figuur 0-6
De 'decline squat'; een kniebuiging op één been die wordt uitgevoerd op een 25° helling (op de foto is een balkje gebruikt). Door de mate van pijn vast te stellen met gebruik van de VAS-schaal en de hoek in de knie te bepalen waarbij de pijn optreedt, kan men de test gebruiken als meetinstrument.

– Pezen: rupturen of degeneratieve afwijkingen (tendinose).
– Spieren: rupturen, contusies of myositis ossificans kunnen voorkomen in de omgeving van de knie. Vooral een proximale ruptuur van de m. gastrocnemius kan lijken op een letsel van het kniegewricht.
– Vetweefsel en bindweefsel: inflammatie van vetmassa van Hoffa, vetweefsel onder de tractus iliotibialis, onderhuids bindweefsel.

Veelvoorkomende pathologie van het femorotibiale gewricht van de knie wordt besproken in de vorm van patiëntencasuïstiek in de hierna volgende hoofdstukken.

Literatuur

1 Haus J, Halata Z, Refior HJ. Proprioception in the anterior cruciate ligament of the human knee joint-morphological bases. A light, scanning and transmission electron microscopy study. Z Orthop Ihre Grenzgeb 1992 Nov-Dec; 130(6):484-94.
2 Le Minor JM. Comparative morphology of the lateral meniscus of the knee in primates. J Anat 1990 Jun;170:161-71.
3 Sarimo J, Rantanen J, Heikkilä J, Orava S. Acute traumatic extension deficit of the knee. Scand J Med Sci Sports 2003 Jun;13(3):155-8.

1 Mediale kniepijn bij een 15-jarige atlete, ontstaan na een trap tegen haar knie tijdens de gymnastiekles

Koos van Nugteren

Tijdens een partijtje voetbal op school kreeg een 15-jarige scholiere een trap tegen de mediale zijde van haar linkerknie. Dit veroorzaakte hevige pijn en zij was niet meer in staat om verder te spelen. Zij maakte zich ernstig zorgen omdat zij twee weken later aan een belangrijke atletiekwedstrijd zou deelnemen. Gelukkig werd in de loop van de daaropvolgende dagen de pijn minder en na een week was zij weer in staat min of meer normaal te lopen. Aangezien bij bepaalde bewegingen nog pijn optrad en zij wel graag aan de atletiekwedstrijd wilde deelnemen, raadpleegde zij – samen met haar bezorgde moeder – de fysiotherapeut.

Status praesens

Patiënte heeft in rust geen pijn.

Inspectie en algemene palpatie

Geen bijzonderheden; patiënte heeft een normaal looppatroon.

Functieonderzoek

Het functieonderzoek is volledig negatief; met name de bandtesten en meniscustesten provoceren geen pijn.

Specifieke palpatie

Herkenbare drukpijn is aanwezig op de mediale condylus van het femur.

Interpretatie

Kennelijk is hier alleen sprake van een contusie van de mediale condylus als gevolg van een stomp trauma. De banden en de mediale meniscus zijn niet gescheurd of het letsel hieraan is zo klein geweest dat hiervan na vijf dagen geen symptomen meer aanwezig zijn. Vermoedelijk zijn overliggende andere weke delen wel aangedaan of aangedaan geweest.

Een contusie kan worden beschouwd als een trauma waarbij geen laesie van collagene vezels in het aangedane bindweefsel optreedt, maar waarbij *wel* een verandering in de oriëntatie van collagene vezels kan plaatsvinden. Meestal is sprake van vochtvorming rond het collageen, wat de zwelling verklaart die meestal na een wekedelenletsel optreedt.

Diagnose

Contusie van de mediale femurcondylus

Therapie

Een contusie gaat vanzelf over. Het is verstandig om bij dergelijke lichte letsels veelvuldig licht belast te bewegen; fietsen is hiervoor een goede activiteit of wandelen zodra dit pijnloos mogelijk is. Patiënte krijgt dit advies en tevens alleen een lichte atletiektraining te volgen gedurende de daaropvolgende drie dagen. Als deze training zonder duidelijke pijn kan worden gevolgd mag zij over vijf dagen deelnemen aan een atletiekonderdeel.

Follow-up Patiënte volgt voorgaande aanwijzingen op en is vijf dagen later in staat een redelijke prestatie op het onderdeel hoogspringen neer te zetten. Zij heeft daarbij totaal geen last. Zij intensiveert daarna langzaam haar trainingen. Een maand later doet zij mee aan het onderdeel hoogspringen bij de Nederlandse indoor atletiekkampioenschappen.

2 Persisterende nachtelijke mediale kniepijn bij een 72-jarige vrouw

Koos van Nugteren

Bij het verlaten van haar badkamer gleed een 72-jarige vrouw uit en viel op de harde tegels. Hoe zij precies terechtkwam wist zij niet meer. Direct na de val had zij veel pijn in haar rechterknie, kon er nauwelijks meer op staan en had die dag het gevoel dat ze steeds door de knie zakte. De huisarts vermoedde een kneuzing en raadde patiënte aan veel licht belast te bewegen. Dit hielp goed; in enkele weken tijd kon zij weer vrijwel normaal lopen. Wel bleef zij veel last houden van *nachtelijke* pijn. Bovendien had zij last van startstijfheid als zij ging lopen, wanneer zij langdurig gezeten had of 's morgens uit bed kwam. Patiënte sliep gewoonlijk in zijlig. Verder was zwemmen pijnlijk; zij zwom in schoolslag en pijn ontstond steeds bij het sluiten van de benen.

Een maand na de val bezocht patiënte weer de huisarts die een intra-articulaire injectie toediende met een lokaalanestheticum en een corticosteroïd. Toen dit niet hielp besloot de huisarts haar door te verwijzen naar de fysiotherapeut.

Algemene palpatie en inspectie

Er is geen temperatuurverschil en geen zwelling. Er is geen hydrops aantoonbaar.

Functieonderzoek

– Patiënte heeft bij hurken mediale kniepijn.
– Passieve flexie van het been is volledig mogelijk.
– Valgusstress – met een licht gebogen been – provoceert herkenbare pijn.
– McMurray-test is pijnlijk wanneer valgusstress wordt gegeven; er is geen sprake van crepitatie.

Voorgaand verhaal is kenmerkend voor een mediaal bandletsel. Vaak wordt hierbij nachtelijke pijn aangegeven. De vermoedelijke redenen hiervan zijn:

Interpretatie

- Tijdens de slaap zijn de beenspieren ontspannen; daarom is de stabiliteit van de knie volledig aangewezen op ligamenten.
- De meeste mensen slapen in zijlig; als de knieën op elkaar liggen geeft dit mechanische druk op de plaats van het letsel.
- Er kan gemakkelijk valgusstress ontstaan in de knie; dit gebeurt vooral wanneer het aangedane been (in zijlig) boven ligt en de aangedane knie voor de gezonde knie op het matras rust.

Specifieke palpatie

De gewrichtsspleet is niet drukpijnlijk; wel is er herkenbare forse drukpijn op de mediale femurcondylus, de origo van de mediale gewrichtsband.

Diagnose

Mediaal bandletsel

Therapie

De huisarts heeft de juiste aanwijzing gegeven toen hij patiënte aanraadde om licht belast veel te bewegen; hierdoor wordt het genezingsproces gestimuleerd. Patiënte krijgt verder spierversterkende oefeningen voor de beenmusculatuur (squats); zij voert de oefeningen thuis uit.

Algemene opbouw van de belasting bij mediaal bandletsel:
- In geval van een ernstig letsel (totale ruptuur): lopen met krukken en het dragen van een stevige kniebrace.
- Zodra voldoende flexie in de knie mogelijk is: fietsen, eventueel beginnen op een hometrainer.
- In een later stadium kan men regelmatig korte afstanden wandelen, eerst met krukken, later zonder hulpmiddelen.
- Zwemmen is verstandig zolang men geen kikkerslag met de benen maakt. Wel mag men crawlen of in rugslag zwemmen.
- Spierversterkende oefeningen van de beenspieren die over het kniegewricht heen lopen. Met name squatten is gemakkelijk als huiswerkoefening uit te voeren; bovendien is het een effectieve, veilige en functionele vorm van spierversterking van beenmusculatuur *(zie hoofdstuk 2a)*.
- Indien van toepassing: sportspecifieke training, inclusief plyometrische* oefeningen.

---

* *Plyometrische oefeningen zijn sprongvormen waarbij men eerst 'inveert'. De te contraheren spier werkt daarbij eerst excentrisch en daarna concentrisch.*

Het herstel van een bandletsel duurt afhankelijk van de ernst enkele maanden tot meer dan een jaar.

Heel geleidelijk vermindert de pijn. Drie maanden later is zij volledig klachtenvrij.

Follow-up

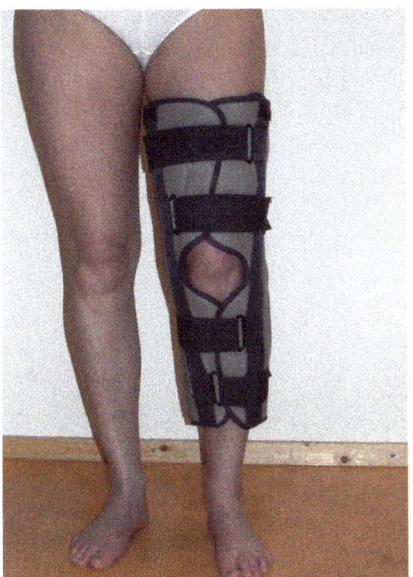
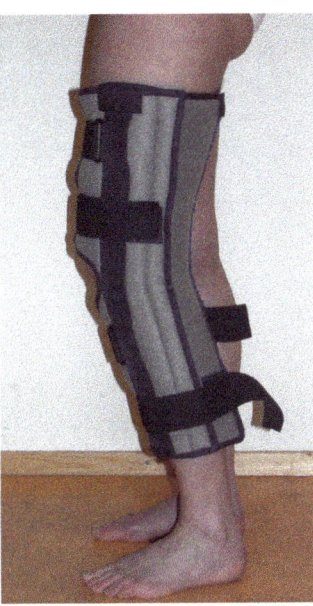

Figuur 2-1
Deze (andere) patiënt met een ernstig mediaal bandletsel na een skitrauma draagt een stevige kniebrace.

2a Addendum: openketenoefeningen versus geslotenketenoefeningen

Koos van Nugteren

Inleiding

Krachttraining van de m. quadriceps wordt in de praktijk vaak toegepast door het laten uitvoeren van squats (kniebuigingen; *figuur 2a-3*) of door het laten strekken van het kniegewricht tegen een externe weerstand (*figuur 2a-1*). In het eerste geval spreekt men van geslotenketenoefeningen en in het tweede geval van openketenoefeningen. Over het algemeen heeft de geslotenketenoefening – ofwel de squat – de voorkeur wanneer de patiënt deze (vrijwel) zonder pijn kan uitvoeren. De squat is namelijk een functionele oefening die niet alleen de m. quadriceps versterkt maar ook het gewrichtskraakbeen op een fysiologische manier belast.

In bepaalde gevallen is belasting van het kniegewricht echter niet gewenst, bijvoorbeeld vanwege een meniscusletsel waarbij sprake is van een hydrops en manklopen. In dat geval kan men beginnen met lichte open ketenoefeningen.

Uitvoering van de openketenoefening

De patiënt zit op de rand van een (behandel)tafel en draagt gewichtsmanchetten rond de enkel. De knie wordt gestrekt en gebogen; afhankelijk van de aandoening die men behandelt, kan de mate van toegestane strekking en buiging van de knie vooraf worden afgesproken. Dezelfde oefening kan ook worden uitgevoerd met elastische band.

Gewichtsmanchetten of elastische band

Als men vooral *excentrisch* wil trainen, is het mogelijk zwaardere gewichten te gebruiken; het strekken van de knie, ofwel de concentrische contractie, wordt dan 'geholpen' door het gezonde been. De excentrische contractie wordt vervolgens op eigen kracht uitgevoerd. De patiënt kan deze openketenoefeningen meestal gemakkelijk thuis uitvoeren, al of niet met gebruikmaking van gewichtsmanchetten om het onderbeen.

Een andere uitvoering van de open ketenoefening is die in langzit; hierbij ligt er een rol onder de knieën, zodat de knie circa 20° gebogen is. Vanuit deze houding strekt en buigt de patiënt de knie; hierbij wordt de m.

Langzit

quadriceps versterkt zonder belasting van het patellofemorale gewricht. De patella maakt namelijk geen contact met het femur gedurende de eerste 20° knieflexie.

Apparatuur Bij speciale fitnessapparatuur is het meestal mogelijk de maximale buiging van de knie in te stellen evenals de zwaarte van de weerstand. Nadeel is echter dat de patiënt deze oefeningen niet thuis kan uitvoeren en hiervoor een fitnesscentrum of een gespecialiseerde fysiotherapiepraktijk moet bezoeken.

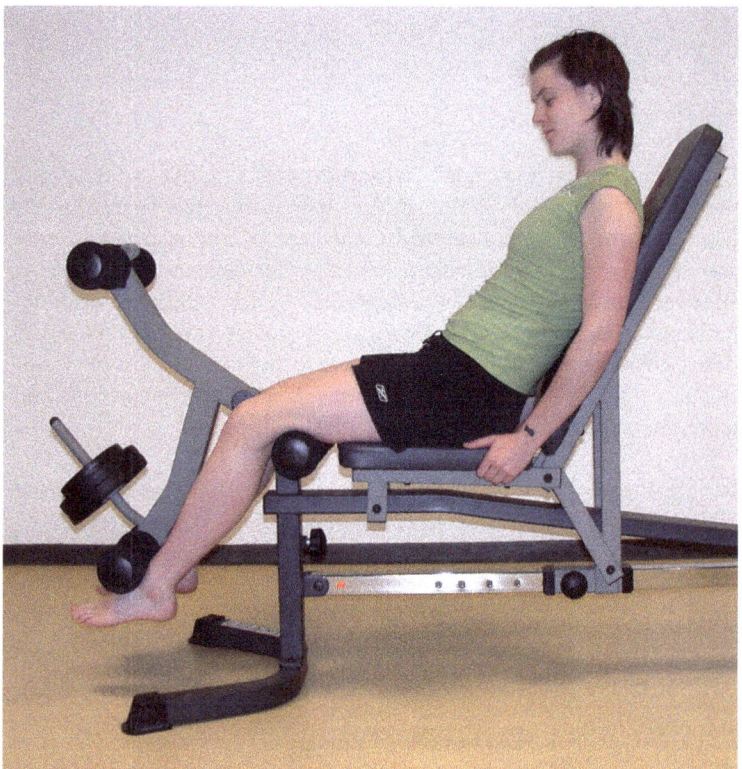

Figuur 2a-1
Speciale fitnessapparatuur waarmee openketenoefeningen kunnen worden uitgevoerd.

Uitvoering van de squat

De squat kan op verschillende manieren worden uitgevoerd. Door te variëren in de uitvoering kan men op steeds andere been- en heupspieren de nadruk leggen.

Uitgangshouding De uitgangshouding is spreidstand. Het lichaam wordt gestrekt: borst vooruit en schouders naar achteren. De voeten staan iets geëxoroteerd, zodat tijdens de kniebuiging de knieën in dezelfde lijn met de voeten blijven. Als er een halter (dumb-bell) in de handen wordt gehouden dan bevindt deze zich langs of iets achter de bovenbenen. Na iedere kniebuiging komt men terug in deze wat overdreven gestrekte stand. Dit is nodig om de rug te beschermen tegen blessures.

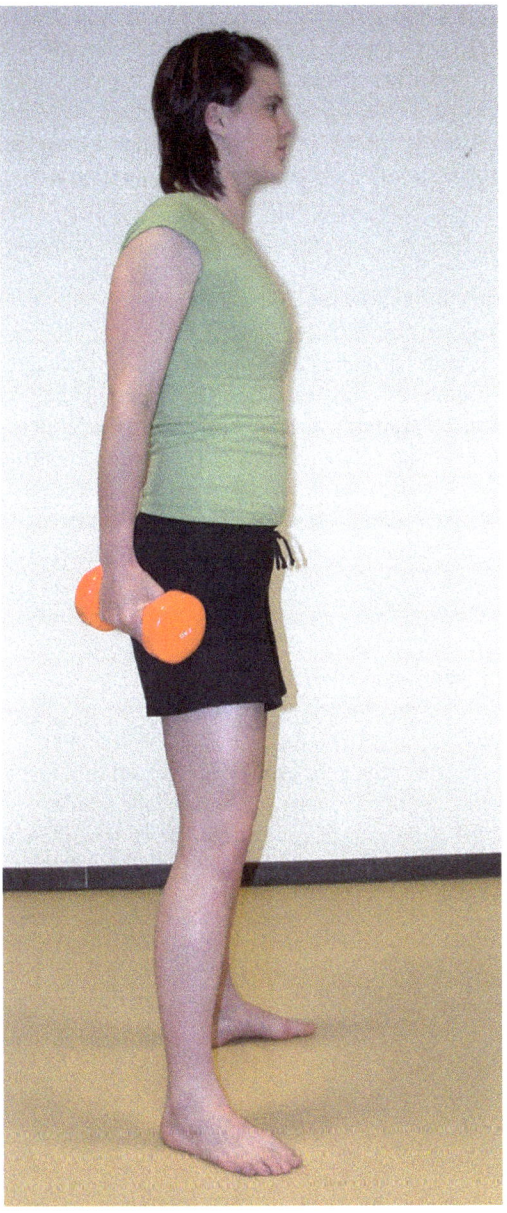

Figuur 2a-2
De uitgangshouding voor de uitvoering van de squat.

Belasting van de voeten

Tijdens de kniebuiging worden de voeten in hun geheel belast (dus ook de hielen!); de patiënt mag *niet* op de tenen gaan staan. Vaak is het nodig een balkje onder de hielen te plaatsen om achterovervallen te voorkomen. Dit laatste is vooral nodig wanneer de squat wordt uitgevoerd met de romp verticaal.

Dosering De uitvoering van de squat kan men gemakkelijker maken door te beginnen met lichte kniebuigingen, eventueel leunend op de armen. De squat kan verzwaard worden door dieper door de knieën te gaan en/of door gebruik te maken van dumb-bells die de patiënt in de handen vasthoudt. Maximale knieflexie tijdens het squatten is circa 100°. Men gaat tijdens het squatten dus nooit op de hurken zitten.

Het zwaarste moment van de squat is wanneer de neerwaartse beweging wordt omgekeerd naar een opwaartse beweging; op dat moment eindigt de excentrische contractie van de beenmusculatuur en begint de concentrische contractie.

Uitvoering met de romp (tamelijk) verticaal (figuur 2a.3a)

Er bevindt zich een blokje onder de hielen om achterovervallen te voorkomen. Tijdens de kniebuiging bewegen de handen – al of niet met halters – zijwaarts langs de benen. De gestrekte romp wordt – zover mogelijk – verticaal gehouden. Deze oefening is bijzonder zwaar voor de m. quadriceps en het patellofemorale gewricht wordt hierbij zwaar belast. Deze oefening kan tevens worden gebruikt als test voor het goed functioneren van het strekapparaat en wordt ook wel de 'decline squattest' genoemd (tweezijdig).

Uitvoering met de romp vooroverhellend (figuur 2a.3b)

De patiënt maakt een kniebuiging waarbij de handen – al of niet met halters – voor de knieën langs worden gebracht. De (gestrekte) romp helt daarbij enigszins voorover. Deze manier van uitvoeren vraagt minder kracht van de m. quadriceps en de hamstrings en de rugspieren worden in sterkere mate ingeschakeld. Een blokje onder de hielen is meestal niet nodig.

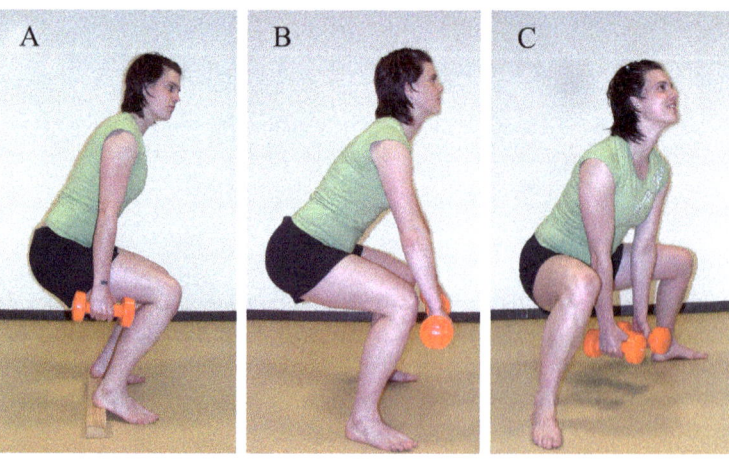

Figuur 2a-3
Drie verschillende uitvoeringen van de squat.

Uitvoering als bij sumoworstelaars (figuur 2a.3c)

Forse spreidstand. Tijdens de kniebuiging worden de handen – al of niet met halters – tussen de benen naar beneden bewogen. Deze uitvoering legt meer nadruk op versterking van de adductoren van de heup.

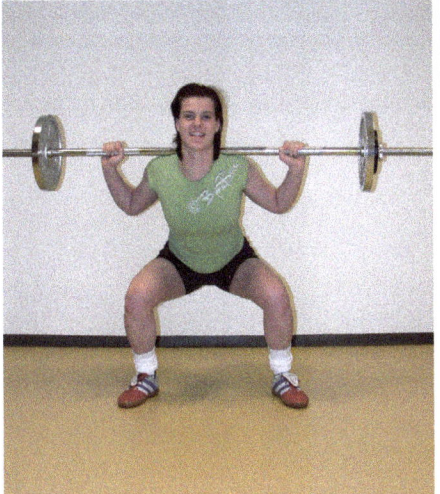
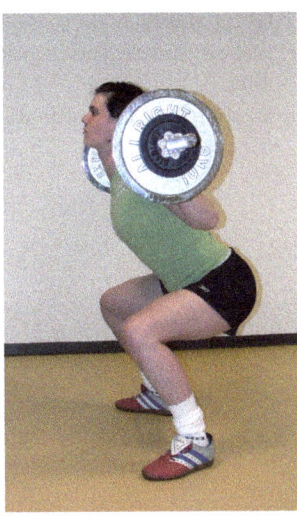

Figuur 2a-4
Voor zwaardere krachttraining van de been- en heupspieren kan men gebruikmaken van een stang met gewichten die op de schouders wordt gelegd.

Voor zwaardere krachttraining van de been- en heupspieren kan men gebruikmaken van een stang met gewichten die op de schouders wordt gelegd. Gewoonlijk is hiervoor een bezoek aan een fitnesscentrum nodig. Bij het kniebuigen met stang helt de gestrekte romp enigszins naar voren. Een kleine verhoging onder de hakken kan eventueel achterovervallen voorkomen. Krachtsporters gebruiken hiervoor speciale schoenen.

Vergelijking tussen open en gesloten ketenoefeningen

Open keten:
- Niet of nauwelijks functioneel.
- Het betreft een weinig fysiologische beweging voor het kniegewricht.
- Weinig gewrichtscompressie in het femorotibiale gewricht.
- In het patellofemorale gewricht is sprake van zeer veel patellofemorale compressie tussen 25° en 45° knieflexie wanneer een externe weerstand wordt toegepast.
- Alleen de m. quadriceps wordt getraind.
- Wat coördinatie betreft gemakkelijk uit te voeren.
- De contractiekracht van de m. quadriceps is het grootst wanneer het been is gestrekt.

Gesloten keten (squat):
- Functionele oefenvorm.
- Het betreft een fysiologische beweging voor het kniegewricht.
- Veel gewrichtscompressie in het femorotibiale gewricht.
- In het patellofemorale gewricht neemt de compressie toe naarmate de knie verder buigt.
- Behalve de m. quadriceps wordt ook omringende been- en heupmusculatuur getraind.
- Wat coördinatie betreft moeilijker uit te voeren dan de open ketenoefening.
- De contractiekracht van de m. quadriceps is het grootst wanneer de benen zijn gebogen.

3 Mediale kniepijn, ontstaan tijdens tennis bij een 43-jarige man

Koos van Nugteren

Tijdens een partij tennis voelde een 43-jarige sportieve man een pijnscheut aan de mediale zijde van zijn rechterknie. Hij wist zich niet te herinneren welke beweging hij precies maakte. Hij kon de partij nog wel uitspelen, maar diezelfde avond werd de knie dik. Sinds die dag had hij lichte mediale kniepijn en de knie voelde niet meer zo sterk als voorheen. De mate van pijn wisselde sterk; er waren zelfs enkele momenten dat hij niet meer op zijn aangedane been kon staan. Soms ging het echter weer heel goed. Toen na zes weken het probleem nog steeds niet was verdwenen en hij graag weer wilde gaan sporten, besloot hij de huisarts te raadplegen. Deze vermoedde een meniscusletsel en stuurde de patiënt door naar de fysiotherapeut.

Status praesens

Patiënt heeft in rust geen pijn. Als hij loopt, voelt hij lichte irritatie aan de mediale zijde van de knie. Het looppatroon is normaal. Er is geen sprake van blokkeringen van de knie; deze zijn er ook niet geweest.

Algemene palpatie

De aangedane knie is iets warmer dan de gezonde knie.
  Er is sprake van een lichte tot matige hydrops.

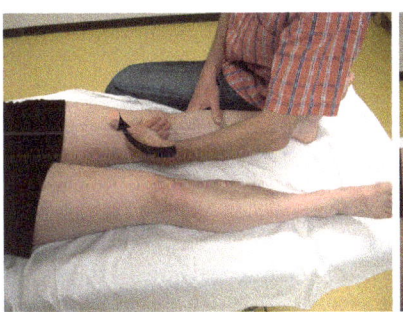 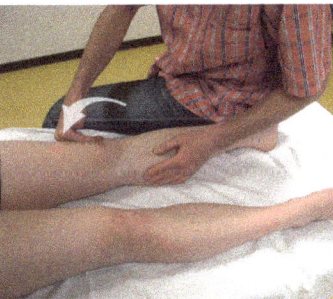

Figuur 3-1
Methode om een lichte hydrops op te sporen: eerst strijkt men over de mediale zijde van de knie naar proximaal-lateraal. Vervolgens strijkt men over de laterale zijde van de knie naar proximaal-mediaal, terwijl men naar het mediale 'kniekuiltje' kijkt. Is er wat vocht in de knie aanwezig, dan vult het mediale kuiltje zich.

Figuur 3-2
De cirkel toont de plaats van het mediale kniekuiltje.

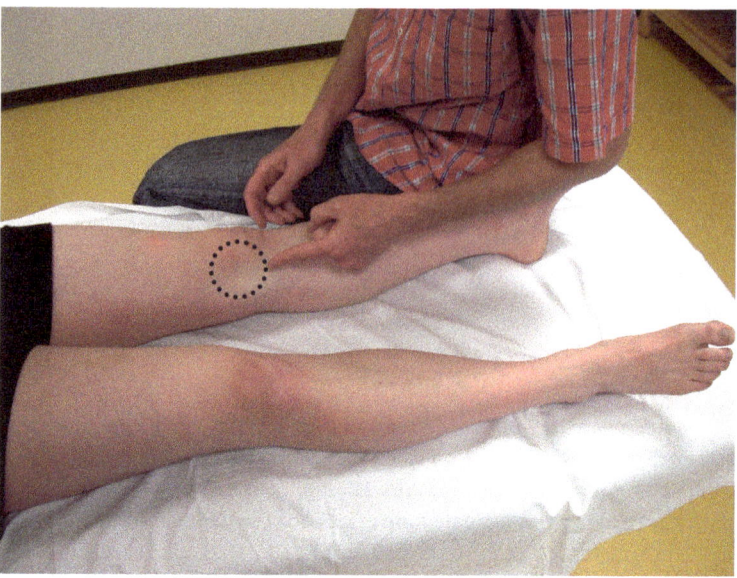

Functieonderzoek

- Hurken is niet mogelijk vanwege mediale kniepijn en een strak gevoel in de knie.
- Flexie en extensie zijn volledig mogelijk.
- Valgustest met licht gebogen knie is pijnlijk aan de mediale zijde.
- McMurray *(zie bijlage II)* is enigszins pijnlijk, maar er is geen sprake van crepitatie.
- Test van Apley *(zie bijlage II)* is negatief.
- Thessaly-test *(zie bijlage II)* is positief.

Specifieke palpatie

Palpatie van de mediale gewrichtsspleet provoceert herkenbare pijn.

Interpretatie De aanhoudende hydrops wijst op een intra-articulair probleem; het wisselende beeld doet vermoeden dat sprake is van een meniscusletsel. De positieve valgustest wijst bovendien op een mediaal bandletsel. Waarschijnlijk is hier sprake van een perifeer mediaal meniscusletsel; het letsel bevindt zich aan de rand (periferie) van de mediale meniscus; dit deel heeft een directe verbinding met het mediaal collaterale ligament van de knie; een lokaal letsel treft dan ook vaak beide structuren. Het feit dat patiënt geen blokkeringen ervaart en een goed looppatroon heeft wijst op een relatief mild letsel in de periferie; een centrale meniscusscheur leidt meestal tot blokkeringen; vaak is dan sprake van een verende eindbeperking van de extensie van de knie.

Diagnose

Perifeer mediaal meniscusletsel en mediaal bandletsel

Therapie

De mediale band en de periferie van de meniscus worden doorbloed (*figuur 3a-5*), zodat herstel van het aangedane kraakbeen mogelijk is. De vascularisatie is weliswaar gering, maar op lange termijn kan een dergelijk letsel volledig genezen. Gezien het feit dat patiënt nog redelijk goed functioneert wordt dan ook gekozen voor conservatief beleid. Therapie bestaat uit:
- Veelvuldig lichtbelast bewegen van de knie; regelmatig fietsen is een goede mogelijkheid. Zodra de hydrops vrijwel is verdwenen, kan men dagelijks korte afstanden wandelen.
- Als er nog sprake is van een lichte hydrops, kan krachttraining worden gegeven in een open keten; dit wordt gedaan om hoge belasting van het femorotibiale gewricht te voorkomen.
- Pas wanneer de hydrops (vrijwel) en de pijn (vrijwel) verdwenen zijn: voorzichtig gedoseerde krachttraining door middel van squats. Het is belangrijk om in het begin niet te diep te squatten, omdat de menisci daarbij vervormd worden en relatief zwaar worden belast. Het lichaamsgewicht wordt namelijk vrijwel volledig door de menisci gedragen wanneer de knie geflecteerd is.
- De belasting wordt geleidelijk opgevoerd naar meer sportspecifieke training.

Patiënt kan voorgaande zaken voornamelijk zelf thuis uitvoeren. Hij wordt maandelijks gezien tijdens controleafspraken.

Patiënt is vier maanden na het trauma klachtenvrij en speelt dan weer voor het eerst tennis.

Follow-up

3a Addendum: meniscuslaesies

Mascha Friderichs

Inleiding

De menisci zijn twee halvemaanvormige kraakbeenschijven die zich tussen het femur en de tibia bevinden. De belangrijkste functie van de menisci is drukverdeling in het kniegewricht. Daarnaast zorgen de menisci voor een betere schokabsorptie en proprioceptie. Verder vermoedt men dat de menisci bijdragen aan een betere smering van het gewricht door het optimaliseren van vloeistofstromen (synovia) langs het gewrichtskraakbeen.[1,2,3]

Tot 1970 was de gebruikelijke behandeling bij een meniscuslaesie een totale meniscectomie. Dit leidde vaak tot secundaire artrose. Tegenwoordig is het beleid om de meniscus te hechten en als dat niet mogelijk is een partiële meniscectomie uit te voeren.[1,2,6] Omdat een aantal jaren later vaak alsnog artrose ontstaat, wordt nu onderzoek gedaan naar het uitvoeren van meniscustransplantaties.[2]

Anatomie

De menisci bestaan uit vezelig kraakbeen. Van bovenaf gezien hebben zij de vorm van een halve maan. In dwarsdoorsnede zijn ze wigvormig (figuur 3a-2). De buitenste rand zit vast aan het gewrichtskapsel. Met de uiteinden, ook wel de hoorns genoemd, zitten de menisci door middel van ligamenten aan het tibiaplateau verankerd (figuur 3a-1). Aan de voorzijde zijn de menisci met elkaar verbonden door middel van het lig. transversum genus.[2,3]

Er zijn enkele verschillen tussen de laterale en de mediale meniscus.

Verschillen lateraal en mediaal

De laterale meniscus is sterker gekromd, breder en bedekt ongeveer 80% van het betreffende tibiaplateau. Dit is nodig omdat het laterale tibiaplateau en de laterale femurcondylus beide bol van vorm zijn (figuur 0-01). De mediale meniscus bedekt slechts 60% van het mediale tibiaplateau. Verder is de laterale meniscus overal ongeveer even breed, terwijl de mediale meniscus aan de achterzijde breder is dan aan de voorzijde.[7,2,3] De laterale

Figuur 3a-1
De menisci zijn door middel van ligamenten aan het tibiaplateau verankerd. Aan de voorzijde zijn de menisci met elkaar verbonden door middel van het lig. transversum genus.

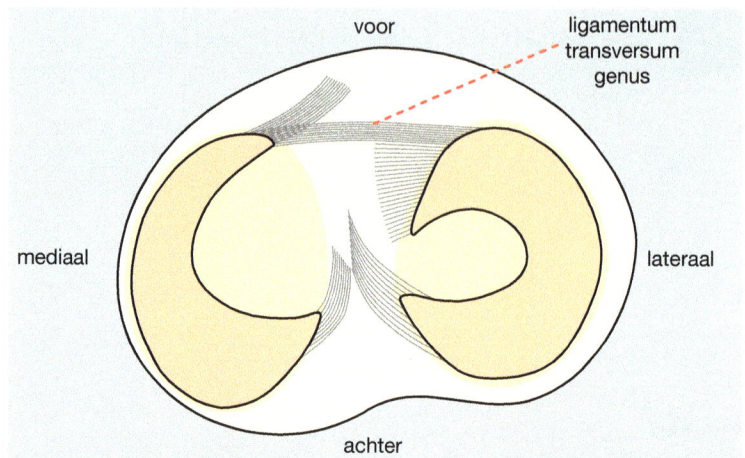

meniscus is met zijn grotere oppervlak belangrijker voor de gewichtsoverdracht, terwijl de mediale meniscus sterker gefixeerd is en daarmee meer een stabiliserende functie heeft. Dit heeft tot gevolg dat na een laterale meniscectomie eerder pijn en artrose zullen ontstaan dan na een mediale meniscectomie, en dat de mediale meniscus, doordat hij minder beweeglijk is, eerder zal scheuren.[2]

> De meniscus bestaat voor 72% uit water, 22% collageen, 0,8% glycosaminoglycanen en 0,12% DNA. De collageenvezels zijn van het type I* en zijn grotendeels in de lengterichting, dus in een cirkelvorm, gerangschikt. Daarnaast zijn er radiair liggende vezels die de circulaire vezels bij elkaar houden.[2,3] De proteoglycanen die zich in de meniscus bevinden zijn sterk hydrofiel, wat het schokabsorberend vermogen van de meniscus verhoogt.[2] De regionale variatie die wordt gevonden in de verdeling van collagenen en eiwitten maakt het waarschijnlijk dat er sprake is van een functionele adaptatie van het weefsel in verschillende delen van de meniscus.[3]
>
> Een afwijking, soms vanaf de geboorte aanwezig, is de discoïde of plaatmeniscus. Hierbij beslaat de meniscus een veel groter deel van het tibiaoppervlak dan normaal. Deze afwijking komt voor bij 1,5-4,6% van de laterale menisci en 0,3% van de mediale menisci.[3]

Functionele anatomie

De wigvorm van de menisci vergroot de congruentie tussen de gewrichtsvlakken van de knie. De onderzijde van de menisci is nagenoeg plat en

---

* *Dit type collageen is vooral bedoeld om trekkrachten te weerstaan.*[8]

sluit daardoor goed aan op het tibiaplateau, de bovenzijde is concaaf en zorgt daardoor voor een goede aansluiting met de femurcondylen. Er ontstaat aldus een groter contactoppervlak tussen de gewrichtsvlakken, waardoor een betere verdeling van krachten plaatsvindt en puntwerking voorkomen wordt. Deze drukverdeling wordt mogelijk gemaakt door de circulair liggende collageenvezels en doordat de voor- en achterhoorns van de menisci stevig vastzitten aan de tibia (*figuur 3a-2*). De axiale krachten zouden er anders voor zorgen dat de menisci naar buiten schuiven, waardoor de krachten niet kunnen worden opgevangen. Ook een complete radiale scheur van de meniscus of de aanhechting maakt deze drukverdeling onmogelijk.[3,9] Wanneer de knie zich in extensie bevindt, wordt ongeveer 50% van het lichaamsgewicht door de menisci overgedragen, in flexie is dit zelfs 85-90%.[1] Naar verhouding van het deel van het tibiaplateau dat ze bedekken, is dit percentage bij de laterale meniscus groter dan bij de mediale meniscus.[3]

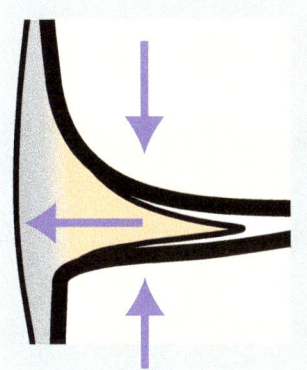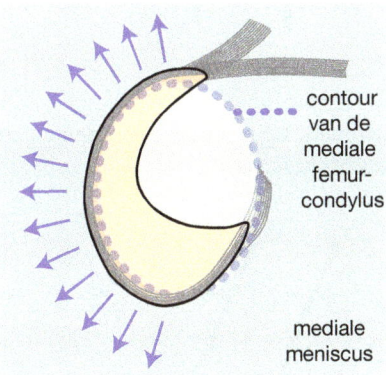

Figuur 3a-2
Axiale belasting van de femurcondylen op de beide wigvormige menisci leidt tot een buitenwaarts gerichte kracht op de menisci. Circulair verlopende collagene vezels binnen de menisci en stevige verankering van voor- en achterhoorns aan de tibia vangen deze krachten op.

Tijdens het buigen van de knie treedt er een verschuiving van de menisci op naar achteren ten opzichte van de tibia, waardoor de verbeterde aansluiting tussen de femurcondylen en het tibiaplateau gehandhaafd blijft. De laterale meniscus verschuift ongeveer 10 mm over het tibiaplateau tijdens flexie en extensie, de mediale meniscus, die sterker is gefixeerd, ongeveer 5 mm. Daarnaast verandert ook de vorm van de menisci, omdat de voorhoorns zich verder verplaatsen dan de achterhoorns. De kromming van de menisci wordt sterker en past zich op die manier aan de verkleinde straal aan van de femurcondylen wanneer die naar achteren rollen (*figuur 3a-3*). [1,3]

Dat de menisci een rol spelen bij de stabiliteit in een gezonde knie is niet bewezen, maar bij letsel van de voorste kruisband leidt verlies van een meniscus tot aantoonbaar vergrote instabiliteit van het kniegewricht. Normaliter zorgt de voorste kruisband ervoor dat een te sterke translatie naar voren van de tibia voorkomen wordt. Bij letsel van de voorste kruisband vindt deze remming plaats door de achterhoorn van de mediale

Figuur 3a-3
Wanneer men de knie buigt, wordt de kromming van de menisci sterker om zich aan te passen aan de verkleinde straal van de femurcondylen.

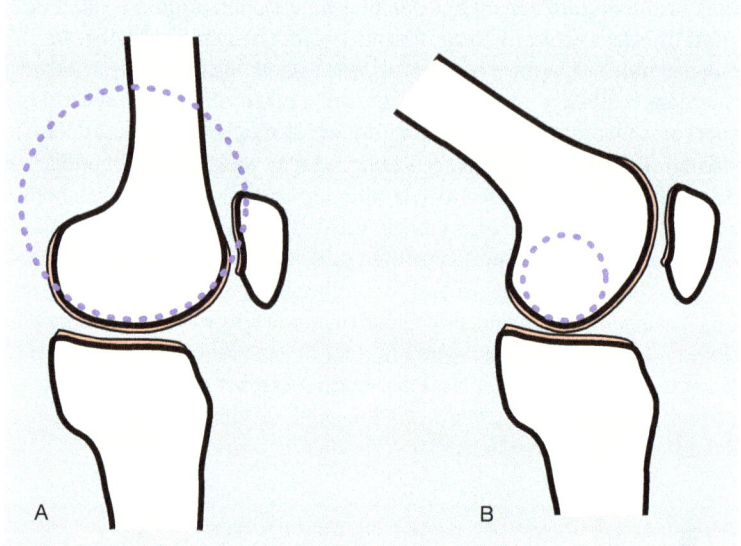

meniscus. De meniscus voorkomt zo artrotische veranderingen in het gewricht (*figuur 3a-4*).[1,10]

Figuur 3a-4
Normaliter zorgt de voorste kruisband ervoor dat een te sterke translatie naar voren van de tibia voorkomen wordt. Bij letsel van de voorste kruisband vindt deze remming plaats door de achterhoorn van de mediale meniscus (naar Boyd en Myers, 2003).

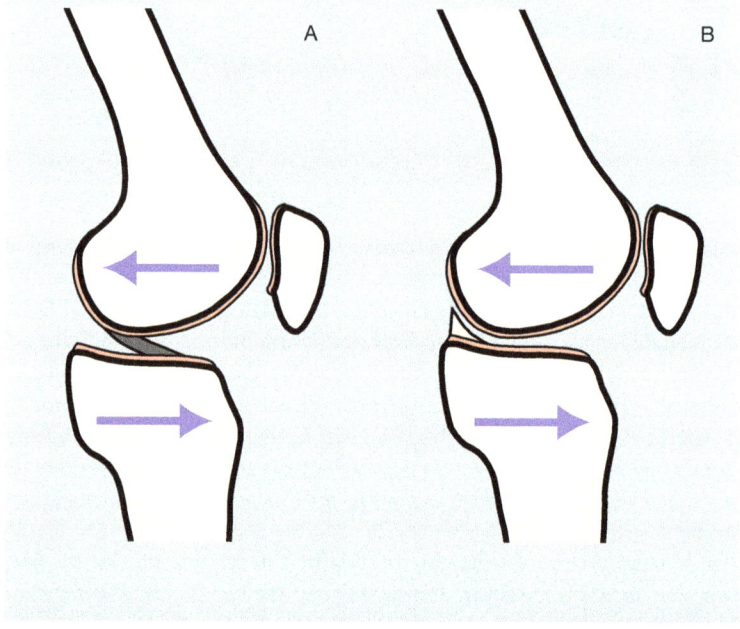

Vascularisatie en innervatie

De doorbloeding van de meniscus is afhankelijk van de leeftijd.[2,3,9] In de eerste vier maanden van de zwangerschap hebben de menisci al hun karakteristieke vorm aangenomen. Na 22 weken zwangerschap worden bloedvaten gevonden in het buitenste (perifere) derde deel van de meniscus. Vanaf de geboorte tot het eerste jaar is de meniscus volledig doorbloed. In het tweede jaar wordt het centrale deel van de meniscus avasculair. Bij een 18-jarige is de mediale meniscus vanaf de buitenkant voor 10-30% doorbloed, bij de laterale meniscus is dat 10-25%. Bij mensen ouder dan 50 jaar worden bloedvaten alleen in een heel smal gedeelte dicht bij het gewrichtskapsel gevonden. De voor- en achterhoorns van de menisci zijn ongeacht de leeftijd geheel doorbloed.[11] De vascularisatie van de menisci wordt verzorgd door de a. genus media en de aa. genus mediales en laterales. Vanuit het gewrichtskapsel vormt zich een perimeniscale capillaire plexus met afsplitsingen richting het midden van het gewricht (*figuur 3a-5*).[6,3,1,9,11,12,13]

Vascularisatie

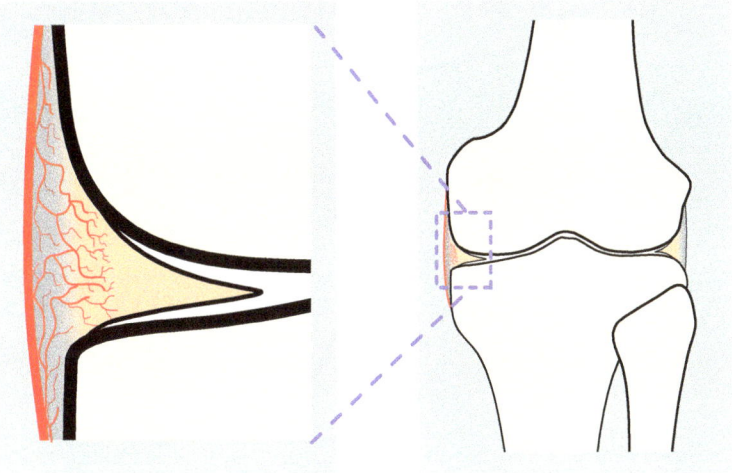

Figuur 3a-5
Vanuit het gewrichtskapsel vormt zich een perimeniscale capillaire plexus met afsplitsingen richting het midden van het gewricht.

Voeding van het *avasculaire* gedeelte van de menisci komt vanuit de synoviale vloeistof die zich tussen het gewrichtskraakbeen en de menisci bevindt.[2]

De innervatie van de menisci komt voornamelijk van de n. articularis posterior, maar voor een deel ook van de n. articularis medialis.* Net als bij de vascularisatie is de innervatie uitgebreider in het perifere deel en de voor- en achterhoorn dan in het centrale deel van de meniscus. Mechanoreceptoren en vrije-zenuwuiteinden zijn aanwezig in het perifere twee-

Innervatie

---

* De nn. articulares zijn de zenuwen die de innervatie van het kniegewricht verzorgen. Ze ontspringen vanuit de n. femoralis.

derdedeel van de meniscus en in de uiteinden, met name in de achterhoorn.[1,3] Proprioceptoren zijn aanwezig in de achterhoorn.[2]

De mogelijkheid tot genezing van een scheur in de meniscus is afhankelijk van het type scheur en de doorbloeding in het aangetaste gedeelte. Scheuren tot 3 mm van de buitenste rand van de meniscus zijn goed doorbloed en helen gemakkelijk. Dit noemt men de rode zone. Vanaf 5 mm van de buitenrand af is de meniscus avasculair en vindt genezing niet uit zichzelf plaats. Dit is de witte zone. Tussen 3 en 5 mm zit de rood-witte zone. Hier is de vascularisatie en dus ook de kans op spontane genezing variabel.[10,6,14]

Soorten laesies

De classificatie van meniscuslaesies geschiedt aan de hand van hun verschijningsvorm.[1,15] Laesies kunnen gedeeltelijk zijn of de hele meniscus beslaan. De volgende typen scheuren worden onderscheiden.

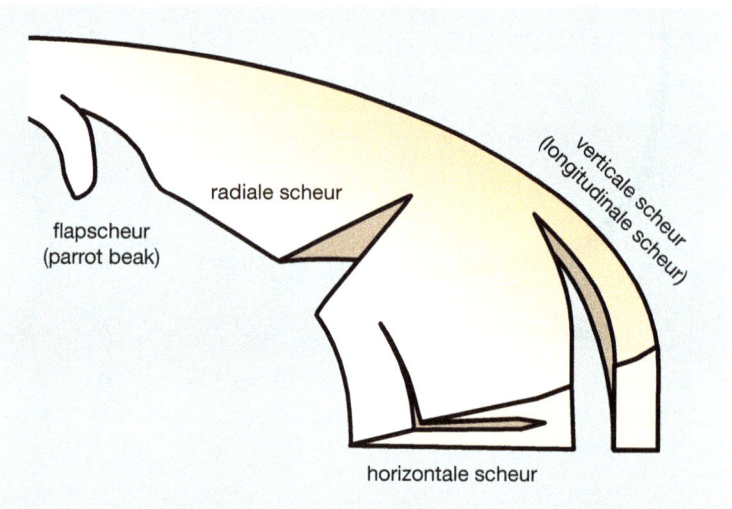

Figuur 3a-6 Naar Shelbourne en Nitz (1991).

Verticale scheur

Verticale scheuren, ook wel longitudinale scheuren genoemd, zijn scheuren in de lengterichting van de meniscus, die gewoonlijk in het perifere deel voorkomen. Ze ontstaan meestal als gevolg van een trauma.[15] Wanneer een verticale scheur niet langer is dan 2 cm en niet verder dan 2 mm van de buitenrand van de meniscus verwijderd is, is het het beste om deze te repareren. De kans op een succesvolle operatie neemt toe wanneer de scheur relatief nieuw is, de patiënt jong en de knie buiten het meniscusletsel stabiel. De kans op genezing is dan 85%.[1] Hoe langer de scheur is, hoe instabieler de knie is.

Wanneer een verticale scheur compleet is, heet het een bucket-handle scheur. Het binnenste gedeelte van de meniscus zit dan alleen nog aan de uiteinden vast. Normaal gesproken zorgen de radiale vezels in de meniscus ervoor dat een bucket-handle scheur voorkomen wordt. In een knie met voorste kruisbandletsel kan door herhaalde 'giving way' een dubbele bucket-handle scheur ontstaan. Zowel de normale als de dubbele bucket-handle scheur kan gerepareerd worden, al moet bij een dubbele bucket-handle scheur soms het meest perifere deel worden verwijderd.[1]

Bucket-handle scheur

Horizontale scheuren ontstaan vaak bij patiënten van middelbare of oudere leeftijd met beginnende degeneratieve menisci als gevolg van verschillende krachten op het bovenste en onderste gedeelte.[15] Dit type scheuren is moeilijk te repareren.[1] Het beste resultaat verkrijgt men vermoedelijk door de onderste laag te verwijderen en de bovenste laag zoveel mogelijk intact te houden.[1] Een prehorizontale scheur kan ontstaan binnenin de meniscus; er is dan geen contact tussen de scheur en het gewricht. Een extra moeilijkheid bij dit soort scheuren is dat ze bij een artroscopie niet te zien zijn. Wel bestaan er klinische symptomen en is de scheur zichtbaar op een MRI-scan.[1]

Horizontale scheur

Radiale scheuren zijn scheuren die beginnen aan de centrale rand van de meniscus en van daaruit naar buiten toelopen.[15] Bij kleine radiale scheuren is het voldoende om het beschadigde weefsel weg te halen.[1] Radiale scheuren die echter tot het perifere deel van de meniscus doorlopen vormen een groot probleem, omdat hierdoor axiale krachten niet meer opgevangen kunnen worden. Over de behandeling bestaat geen overeenstemming.[1,7] Meestal bestaat de behandeling uit partiële meniscectomie, maar vermoedelijk kunnen sommige scheuren toch helen na reparatie.[1]

Radiale scheur

Flapscheuren, ook wel parrot-beak (papegaaibek) scheuren genoemd, zijn schuine verticale of horizontale scheuren waarbij een flap ontstaat.[16] Hoewel ook bij dit type scheuren traditioneel een partiële meniscectomie werd uitgevoerd, wordt tegenwoordig steeds vaker ingezien dat ze ook gerepareerd kunnen worden.[1,14]

Flapscheur

Onder degeneratieve scheuren vallen verschillende soorten scheuren in gedegenereerd meniscusweefsel. Degeneratie van de meniscus begint vanaf het dertigste levensjaar. Weghalen van het gelaedeerde weefsel kan de pijn in eerste instantie verminderen, maar wanneer de gewrichtsvlakken al artrotisch waren kan door verhoogde druk hierop weer meer pijn ontstaan.

Degeneratieve scheur

Nevenpathologie

Bij letsel dat samengaat met meniscuslaesies wordt vaak meteen gedacht aan de 'unhappy triad' van O'Donoghue (1964).[24] Dit wil zeggen dat de voorste kruisband, de mediale collaterale band en de mediale meniscus

Unhappy triad

gelijktijdig zijn aangedaan. Er blijkt echter uit enkele onderzoeken uit de jaren negentig van de vorige eeuw dat deze combinatie van letsels slechts zelden voorkomt.[17,18] Bij een gecombineerd letsel van de voorste kruisband en de mediale collaterale band is in werkelijkheid in 80% van de gevallen de *laterale* meniscus aangedaan. Deze kan dus beter benoemd worden als het derde onderdeel van het drietal.

Een voorste kruisbandletsel – al of niet in combinatie met een meniscus- en/of mediaal bandletsel – ontstaat meestal door een valgus/exorotatietrauma *(zie hoofdstuk 5a)*.[19] Ook *geïsoleerde* laesies van de laterale meniscus worden gewoonlijk veroorzaakt door geforceerde valgusstand en exorotatie; dit is dus dezelfde stand waarbij de meeste voorste kruisbandletsels optreden.

Bij 25% van de letsels van de voorste kruisband en mediale collaterale band samen, ontstaat ook een laesie van de *mediale* meniscus, maar dit komt niet voor zonder dat ook de laterale meniscus is aangedaan. In de meer recente literatuur wordt de 'unhappy triad' niet meer genoemd.

Letsels van andere structuren naast een meniscuslaesie hebben invloed op de uitkomsten van een operatie. Partiële meniscectomie geeft op de lange termijn slechtere resultaten in knieën met voorste kruisbandinsufficiëntie of beschadiging van het kraakbeen in vergelijking met verder gezonde knieën. Ook een meniscus*reparatie* geeft een slechter resultaat wanneer er voorste kruisbandinsufficiëntie bestaat. Wanneer mogelijk moet in die gevallen altijd tegelijkertijd een voorste kruisbandreconstructie plaatsvinden. Dit geeft een grotere kans op genezing van de meniscus door de verbeterde stabiliteit van het gewricht.[10,1]

Symptomatologie

Meniscuslaesies kunnen een traumatische oorzaak hebben of het gevolg zijn van degeneratieve veranderingen van het weefsel.[20] Tijdens de anamnese wordt vaak aangegeven dat de patiënt zijn been verdraaid heeft terwijl de voet op de grond stond met de knie in flexie.[20,21] Daarbij wordt soms een knappend geluid gehoord. Er ontstaat een hevige pijn die langzamerhand iets vermindert. Na enkele uren ontstaat er een zwelling. Op basis hiervan kan meniscusletsel van ligamentair letsel onderscheiden worden. Bij ligamentair letsel ontstaat de zwelling direct na het ongeval. De patiënt heeft moeite met trappen op en af lopen en hurken. Soms treden slotverschijnselen op; de knie kan dan niet volledig meer strekken *(zie bijlage II)*. Dit is vaak het geval bij een bucket-handle scheur waarbij een gedeelte van de meniscus klem is komen te zitten in het gewricht.

Klinisch onderzoek

De bekendste testen om een meniscuslaesie te diagnosticeren zijn de *McMurray-test* en de *joint line tenderness*: hierbij wordt drukpijn bij het palperen van de gewrichtsspleet waargenomen.[21,22,20,5] Twee recent ontwikkelde testen zijn de Thessaly-test[20] en Ege's test *(zie bijlage II).*[22]

Bij de McMurray-test ligt de patiënt op de rug. De heup en knie worden in maximaal mogelijke flexie gebracht, met het onderbeen in exorotatie en in een abductiestand (valgus). Vervolgens wordt een passieve extensie van de knie uitgevoerd. Wanneer hierbij een pijnlijke klik ter hoogte van de mediale gewrichtsspleet wordt waargenomen, wijst dit op een laesie van de mediale meniscus. Voor de laterale meniscus wordt dezelfde test uitgevoerd met het onderbeen in endorotatie en adductie (varus).

McMurray-test

Tevens kan men beide testen zowel met varus- als met valgusstress uitvoeren.

Wanneer bij het palperen van de mediale of laterale gewrichtsspleet pijn wordt gevoeld, is dit een positief teken voor het aanwezig zijn van meniscusletsel aan de betreffende zijde. De test volgens Steinmann II is een variatie hierop *(zie bijlage II).*

Joint line tenderness

De Thessaly-test is een dynamische test waarbij de meniscus geprovoceerd wordt in belaste positie van de knie. De test wordt zowel in 5° als 20° flexie uitgevoerd. De patiënt staat met de platte voet op de grond, met de knie in de juiste hoek gebogen. Het andere been wordt van de grond gehouden. De fysiotherapeut houdt de naar voren gestrekte handen van de patiënt vast ter ondersteuning. Dan draait de patiënt drie keer naar binnen en naar buiten toe, terwijl de knie in dezelfde hoek gehouden wordt en de voet op de grond blijft staan. De test wordt eerst op het niet-aangedane been uitgevoerd, zodat de patiënt de beweging kan aanleren en een vergelijking tussen beide knieën mogelijk is. Bij een meniscuslaesie treedt tijdens de test pijn op ter hoogte van de mediale of laterale gewrichtsspleet. Daarnaast kan er sprake zijn van slotverschijnselen *(zie bijlage II).*

Thessaly-test

Ege's test wordt ook wel de belaste McMurray-test genoemd, omdat ook bij deze test de knie flexie en extensie ondergaat in varus- of valgusstand gecombineerd met respectievelijk endo- of exorotatie. De patiënt begint in stand met de voeten 30 tot 40 cm uit elkaar en de knieën gestrekt. Om de mediale meniscus te testen voert de patiënt een squat uit met de voeten in maximale exorotatie (de valgusstand van de knieën ontstaat hierbij vanzelf), en komt daarna weer omhoog. De voeten blijven hierbij plat op de grond. Voor het testen van de laterale meniscus wordt de squat uitgevoerd met de voeten in maximale endorotatie, waarbij een varusstand ontstaat. Aangezien deze beweging met gezonde knieën al niet volledig mogelijk is, wordt de squat niet volledig uitgevoerd en mag de patiënt ergens steun aan nemen. De test is positief bij het optreden van pijn of een klikkend geluid ter hoogte van de betreffende gewrichtsspleet, ook wanneer deze

Ege's test

pas bij het omhoogkomen gevoeld of gehoord wordt. Zoals bij alle meniscustesten worden scheuren in het voorste deel van de meniscus bij een lichtere flexie gevoeld dan scheuren in het achterste deel.

Het belangrijkste verschil tussen de Thessaly- en Ege's test en de andere meniscustesten is dat de andere testen onbelast zijn. Omdat de meeste symptomen van een meniscuslaesie zich manifesteren tijdens belaste activiteiten is het zinvol om de testen ook in een belaste situatie te laten plaatsvinden.

> Jackson et al. (2003)[21] kwamen op basis van literatuuronderzoek tot de conclusie dat voor het diagnosticeren van meniscusletsel *joint line tenderness* sensitief is (75%), maar niet specifiek (27%), en de McMurray-test specifiek (97%), maar niet sensitief (52%).* Zij raden aan om geen verder onderzoek te doen wanneer het klinisch onderzoek geen meniscusletsel uitwijst. Aangezien er dan een kleine kans bestaat dat er toch een meniscuslaesie aanwezig is, is een goede follow-up aangewezen en moet verder onderzoek gedaan worden wanneer de klacht niet verbetert. Ook Meserve et al. (2008)[5] hebben literatuuronderzoek uitgevoerd naar de bruikbaarheid van verschillende meniscustesten. Zij kwamen tot de conclusie dat de Ege's en Thessaly-test het meest accuraat zijn; alleen het aantal patiënten in de onderzoeksgroepen was hierbij kleiner dan bij de andere testen, wat de resultaten beïnvloed kan hebben. Van de overige testen bleek *joint line tenderness* een betere test dan McMurray's en Apley's *(zie bijlage II)*.

Beeldvorming

Ondanks de hoge kosten worden MRI-scans regelmatig gebruikt bij het diagnosticeren van meniscusletsel. MRI-scans hebben een hoge negatief voorspellende waarde,** waardoor ze gebruikt kunnen worden om te zorgen dat patiënten geen onnodige artroscopie ondergaan. Dit vermindert onnodige kosten hiervan en verkleint de risico's die aan iedere invasieve procedure verbonden zijn.[20]

> Volgens Ryzewicz et al. (2007)[23] kan het klinisch onderzoek door een ervaren tester even goed, of misschien zelfs nog beter, aanwijzen welke patiënten in aanmerking komen voor therapeutische artroscopie. Alleen

---

* *Sensitiviteit: de frequentie waarmee een positief testresultaat wordt gevonden wanneer een meniscuslaesie ook in werkelijkheid aanwezig is.*
Specificiteit: de frequentie waarmee een negatief testresultaat wordt gevonden wanneer een meniscuslaesie ook in werkelijkheid afwezig is.
** *De negatief voorspellende waarde is de kans dat een meniscuslaesie niet aanwezig is bij een negatieve uitslag van de MRI-scan.*

wanneer er nog onzekerheid bestaat na het klinisch onderzoek, is een MRI-scan geïndiceerd. Artroscopie zou alleen therapeutisch, en dus niet diagnostisch, gebruikt moeten worden. Volgens Boyd et al. (2003)[1] is een artroscopie echter nodig om de ernst van de laesie en het type scheur te bepalen, om een weloverwogen keuze voor de behandeling te kunnen maken.

Behandeling

De mogelijkheden voor behandeling bij een meniscuslaesie zijn: conservatieve behandeling, (partiële) meniscectomie, eventueel gevolgd door een meniscustransplantatie, en operatieve reparatie. Welke behandeling gekozen wordt hangt af van factoren zoals de lokalisatie (en daarmee samenhangend de doorbloeding), aard, grootte en stabiliteit van de scheur, de leeftijd, wensen en het activiteitenniveau van de patiënt en eventueel aanwezige nevenpathologie. Pijn, zwelling en slotverschijnselen zijn indicaties voor operatieve behandeling.[10,2]

Conservatieve behandeling

Wanneer de scheur in de meniscus slechts gedeeltelijk is, of wél de gehele dikte van de meniscus beslaat maar niet groter is dan 8 mm, zijn vaak geen mechanische symptomen aanwezig en is het waarschijnlijk dat de scheur uit zichzelf geneest.[1]

Totale meniscectomie

Tot de jaren zeventig van de vorige eeuw was een *complete meniscectomie*, dus het verwijderen van de gehele meniscus, de standaardprocedure bij een meniscuslaesie.[1] Nu duidelijk is dat dit leidt tot het vroegtijdig ontstaan van artrose in het kniegewricht wordt deze ingreep nauwelijks meer toegepast.

Partiële meniscectomie

Tegenwoordig is de meest voorkomende ingreep de *partiële meniscectomie*, waarbij alleen het beschadigde weefsel wordt weggehaald. Belangrijk hierbij is dat de circulaire collageenvezels in de periferie niet geheel doorgesneden worden.[10,3] Wanneer dat gebeurt, verliest de meniscus zijn functie van gewichtsverdeling, wat tot verhoogde druk op het tibiaplateau leidt en daardoor mogelijk tot artrose. Hoewel de partiële meniscectomie betere resultaten oplevert dan een totale meniscectomie, kan ook hierbij vervroegde artrose ontstaan, omdat de biomechanische kwaliteiten van de knie om druk op te vangen worden aangetast.[2,1] De drukverhoging op het tibiaplateau na partiële meniscectomie, en daarmee de kans op degeneratieve afwijkingen, is recht evenredig met de hoeveelheid verwijderd meniscusweefsel.

Meniscustranspantatie

Wanneer na een (partiële) meniscectomie artrose ontstaat, kan een meniscustransplantatie geïndiceerd zijn.[2,3] Op dit moment wordt hiervoor een donormeniscus gebruikt. Er wordt wel geëxperimenteerd met transplantaten gemaakt van kunststof, maar er is nog geen materiaal gevonden dat eigenschappen gelijk aan die van de meniscus heeft. Om de drukverdelingsfunctie van de meniscus te kunnen overnemen is dat wel noodzakelijk.

Een andere mogelijkheid zou het gebruik zijn van een meniscussubstituut gekweekt vanuit eigen kraakbeencellen. Tot nu toe is het echter nog niet gelukt een dergelijk substituut te maken. Het gebruik van eigen weefsel heeft als groot voordeel dat het afstotingsreacties en de kans op ziekteoverdracht vermindert.

De indicatie voor een meniscustransplantatie is invaliderende pijn in de knie waar eerder een meniscectomie is uitgevoerd.[2] De beenas (die loopt van het midden van de heupkop, door het midden van de knie, naar het midden van de enkel) moet recht zijn. Wanneer dit niet zo is, is een correctieosteotomie geïndiceerd. De maximale leeftijd voor de patiënt is ongeveer 50 jaar, op hogere leeftijd komen patiënten in aanmerking voor een (hemi)knieprothese. Wanneer voorste kruisbandinstabiliteit aanwezig is, kan tegelijkertijd met de meniscustransplantatie een voorste kruisbandreconstructie uitgevoerd worden.

> Omdat de meniscustransplantatie een relatief nieuwe techniek is waarnaar nog volop onderzoek wordt gedaan, bestaat er nog enige discussie over het gebruik ervan. Messner et al. (1998)[3] beschrijven dat de mechanische eigenschappen van transplantaten enige tijd na de implantatie afnemen. Het transplantaat vormt meer een *frame* waarop cellen van het eigen lichaam kunnen teruggroeien dan dat het op zichzelf functioneel weefsel vormt. Ook bespreken deze auteurs de aanhechting van de transplantaten aan het bot. Het lukt zelden om de aanhechting net zo sterk te maken als bij de normale meniscus, wat de mogelijkheid van het transplantaat om axiale krachten op te vangen vermindert. Van Arkel (2004)[2] is positiever, al geeft hij wel aan dat er nog maar weinig degelijk onderzoek is gedaan.

Operatieve reparatie Op de lange termijn geeft een operatieve *reparatie* van de meniscus betere resultaten dan een partiële *meniscectomie*. Het nadeel is wel dat het herstel langer duurt.[1,10] Dit is een afweging die gemaakt moet worden bij bijvoorbeeld atleten die een snelle terugkeer naar hun sport wensen. Operatieve reparatie kan op vier manieren: open, outside-in, inside-out en all-inside. Bij iedere operatie geldt dat losse delen verwijderd moeten worden, beide oppervlakken van de scheur opgeschuurd moeten worden en de vascularisatie gestimuleerd. Om het herstel te bevorderen kan 'abrasion' (soort 'afschaven') van het synoviale membraan plaatsvinden. Daarnaast wordt het gebruik van een fibrine stolsel aangeraden bij complexe scheuren en scheuren in de avasculaire zone. Ten slotte kan het creëren van vasculaire kanaaltjes door de meniscus de bloedtoevoer naar het avasculaire gedeelte van de meniscus verbeteren.[1,10]

Open operatie

Een open operatie[1] van meniscusletsel wordt zelden meer gedaan, nu de artroscopische technieken steeds verder verbeteren.
Een open reparatie wordt toegepast:
- wanneer het mediale compartiment niet genoeg ruimte biedt om bij de achterhoorn te kunnen komen;
- wanneer er een groot risico op neurovasculair letsel bij posterieure scheuren bestaat;
- wanneer de knie toch al open wordt gemaakt vanwege uitgebreid ligamentletsel. Het kapsel wordt gewoonlijk achter het lig. collaterale opengemaakt.

Outside-in

Bij de outside-in techniek[1,10] wordt de hechtdraad van buiten de knie naar binnen door de meniscus gehaald. Daarna wordt hij met een lus teruggehaald of er wordt een knoop in het vrije uiteinde ervan gelegd, waardoor de delen van de meniscus tegen elkaar aan getrokken kunnen worden. Deze techniek is vooral nuttig voor het hechten van verticale scheuren en scheuren in de voorhoorn. Er moeten enkele incisies gemaakt worden, waardoor er een risico op neurovasculair letsel bestaat.

Inside-out

Bij de inside-out techniek[1,10] wordt de hechtdraad door de meniscus van binnen naar buiten getrokken. Gewoonlijk wordt een posteromediale of -laterale incisie gemaakt om de posterieure weefsels, zoals de n. peroneus, te beschermen. Deze techniek kan gebruikt worden voor het hechten van alle meniscuslaesies, maar is het meest geschikt voor scheuren in het middelste en voorste deel van de meniscus waar men met alleen artroscopische technieken moeilijk bij kan.

All-inside

Bij de all-inside techniek[1,10] worden instrumenten zoals pijltjes, ankers of schroeven gebruikt om de meniscusfragmenten bij elkaar te houden. Het voordeel hiervan is dat geen extra incisies nodig zijn, wat zorgt voor een lager risico op beschadiging van neurovasculaire structuren, een kortere operatietijd en een beter cosmetisch resultaat. In vergelijking met hechten geven sommige van deze instrumenten echter een minder goed mechanisch resultaat. Nieuw zijn de *self-adjusting suture devices*, waarbij hechtingen gebruikt worden bij een all-inside techniek. Hiernaar moet nog meer onderzoek gedaan worden, maar de eerste resultaten zijn veelbelovend.

Revalidatie

In de literatuur worden verschillende protocollen voor de revalidatie na een meniscusoperatie beschreven. Volgens Boyd et al. (2003)[1] moet de patiënt gedurende drie tot vier weken na de operatie een spalk dragen. Daarnaast doet hij isometrische oefeningen voor de m. quadriceps en begint met het vergroten van de bewegingsuitslag. De eerste twee weken moet de patiënt met krukken lopen waarbij de grond alleen wordt aangetikt, ondanks het feit dat bij verticale scheuren gewicht dragen in extensie geen probleem zou mogen zijn, omdat daardoor de beide delen van de meniscus juist naar elkaar toe gedrukt worden. Gedurende de volgende vier weken volgt deels belaste oefening. De eerste zes weken blijft de bewegingsuitslag beperkt van 0-90°. De diepe squat mag drie maanden niet gedaan worden, een diepe squat met gewicht kan het beste helemaal niet meer gedaan worden. De patiënt moet werken aan kracht en uithoudingsvermogen en de balans tussen de m. quadriceps en de hamstrings moet verbeterd worden. Na twaalf tot zestien weken mag hij weer met sporten beginnen.

Wanneer tegelijkertijd met de meniscusoperatie een voorstekruisbandreconstructie heeft plaatsgevonden wordt het protocol hiervan met één week vertraagd.[1] Het dragen van een brace en gedeeltelijk belast bewegen bestrijkt een periode van drie weken. Vanaf zes weken mag de knie verder dan 90° buigen. Hardlopen mag vanaf zestien weken en sportspecifieke activiteiten kunnen vanaf vijf tot zes maanden opgepakt worden.

> Barber et al. (2007)[10] beschrijven een snellere revalidatie. Een brace wordt volgens hen alleen gebruikt wanneer dit nodig is vanwege de voorstekruisbandoperatie. Patiënten mogen volledig gewicht dragen zodra de pijn dit toelaat. Na een voorstekruisbandoperatie lopen patiënten gewoonlijk met krukken gedurende één tot twee weken, na alleen een meniscusoperatie slechts één tot twee dagen. Zodra de zwelling weg is, volledige extensie en 135° flexie bereikt kunnen worden, is joggen toegestaan. Dit protocol geldt voor meniscusoperaties waarbij hechtingen zijn gebruikt. Of hetzelfde protocol gevolgd kan worden wanneer de meer stugge instrumenten gebruikt zijn, is niet duidelijk. Ook O'Shea et al. (2003)[16] beschrijven dat patiënten volledig gewicht mogen dragen vanaf drie dagen na een operatie van een bucket-handle scheur.

Immobilisatie van het kniegewricht moet zoveel mogelijk worden voorkomen, omdat hierdoor de bloedstroom, en daarmee de snelheid van de genezing, belemmerd wordt.[6] Veel – licht belast – bewegen leidt sneller tot herstel dan immobilisatie. De normale mobiliteit van het kniegewricht moet dan ook zo snel mogelijk worden hervonden.

Literatuur

1. Boyd KT, Myers PT. Meniscus preservation; rationale, repair techniques and results. Knee 2003 Mar;10(1):1-11.
2. Arkel ERA van. Meniscustransplantatie als optie bij pijnlijke artrose na meniscectomie. Ned Tijdschr Geneeskd 2004 Jan;148(3):130-3.
3. Messner K, Gao J. The menisci of the knee joint. Anatomical and functional characteristics, and a rationale for clinical treatment. J Anat 1998 Aug;193(Pt 2):161-78.
4. Sarimo J, Rantanen J, Heikkilä J, Orava S. Acute traumatic extension deficit of the knee. Scand J Med Sci Sports 2003 Jun;13(3):155-8.
5. Meserve BB, Cleland JA, Boucher TR. A meta-analysis examining clinical test utilities for assessing meniscal injury. Clin Rehabil 2008 Feb;22(2):143-61.
6. Bray RC, Smith JA, Eng MK, Leonard CA, Sutherland CA, Salo PT. Vascular response of the meniscus to injury: effects of immobilization. J Orthop Res 2001 May;19(3):384-90.
7. Harper KW, Helms CA, Lambert HS 3rd, Higgins LD. Radial meniscal tears: significance, incidence, and MR appearance. AJR Am J Roentgenol 2005 Dec;185(6):1429-34.
8. Morree JJ de. Dynamiek van het menselijk bindweefsel. Houten/Diegem: Bohn Stafleu Van Loghum, 2001:14, 87.
9. Petersen W, Pufe T, Stärke C, Fuchs T, Kopf S, Raschke M, Becker R, Tillmann B. Locally applied angiogenic factors – a new therapeutic tool for meniscal repair. Ann Anat 2005 Nov;187(5-6):509-19.
10. Barber FA, McGarry JE. Meniscal repair techniques. Sports Med Arthrosc 2007 Dec;15(4):199-207.
11. Petersen W, Tillmann B. [Structure and vascularization of the knee joint menisci] Z Orthop Ihre Grenzgeb 1999 Jan-Feb;137(1):31-7.
12. Arnoczky SP, Warren RF. Microvasculature of the human meniscus. Am J Sports Med 1982 Mar-Apr;10(2):90-5.
13. Shim SS, Leung G. Blood supply of the knee joint. A microangiographic study in children and adults. Clin Orthop Relat Res 1986 Jul;(208):119-25.
14. Bohnsack M, Rühmann O. [Arthroscopic meniscal repair with bioresorbable implants] Oper Orthop Traumatol 2006 Dec;18(5-6):425-52.
15. Englund M, Roos EM, Lohmander LS. Impact of type of meniscal tear on radiographic and symptomatic knee osteoarthritis: a sixteen-year followup of meniscectomy with matched controls. Arthritis Rheum 2003 Aug;48(8):2178-87.
16. O'Shea JJ, Shelbourne KD. Repair of locked bucket-handle meniscal tears in knees with chronic anterior cruciate ligament deficiency. Am J Sports Med 2003 Mar-Apr;31(2):216-20.
17. Barber FA. What is the terrible triad? Arthroscopy 1992;8(1):19-22.
18. Shelbourne KD, Nitz PA. The O'Donoghue triad revisited. Combined knee injuries involving anterior cruciate and medial collateral ligament tears. Am J Sports Med 1991 Sep-Oct;19(5):474-7.
19. Gadeyne S, Besse JL, Galand-Desme S, Lerat JL, Moyen B. [Analysis of meniscal lesions accompanying anterior cruciate ligament tears: A retro-

spective analysis of 156 patients] Rev Chir Orthop Reparatrice Appar Mot 2006 Sep;92(5):448-54.
20 Karachalios T, Hantes M, Zibis AH, Zachos V, Karantanas AH, Malizos KN. Diagnostic accuracy of a new clinical test (the Thessaly test) for early detection of meniscal tears. J Bone Joint Surg Am 2005 May;87(5):955-62.
21 Jackson JL, O'Malley PG, Kroenke K. Evaluation of acute knee pain in primary care. Ann Intern Med 2003 Oct 7;139(7):575-88.
22 Akseki D, Ozcan O, Boya H, Pinar H. A new weight-bearing meniscal test and a comparison with McMurray's test and joint line tenderness. Arthroscopy 2004 Nov;20(9):951-8.
23 Ryzewicz M, Peterson B, Siparsky PN, Bartz RL. The diagnosis of meniscus tears: the role of MRI and clinical examination. Clin Orthop Relat Res 2007 Feb;455:123-33.
24 O'Donogue DH. The unhappy triad: etiology, diagnosis and treatment. Am J Orthop. 1964 Nov-Dec;6:242-7.

4 Steeds terugkerende laterale kniepijn na enige tijd joggen bij een 44-jarige man

Koos van Nugteren

Een 43-jarige uitvoerder in de bouw had de gewoonte om enkele keren per week een half uur tot een uur te 'joggen'. Hij deed dit al jaren, omdat hij vaak in de auto zat en weinig aan lichaamsbeweging deed tijdens zijn werk. Zonder duidelijke oorzaak ontstond tijdens het joggen irritatie aan de laterale zijde van zijn linkerknie, enigszins uitstralend naar de laterale zijde van de kuit. Hij voelde dit steeds als hij een bepaalde afstand – ongeveer tien kilometer – had gelopen. De pijn was erger bij bergaf lopen dan bij bergop lopen. Ook na het joggen bleef de irritatie aanwezig. Als hij enkele uren na het joggen opnieuw wilde gaan hardlopen, ontstond direct een dusdanige kniepijn dat een normaal looppatroon tijdens het joggen niet meer mogelijk was. Hij had enkele maanden voordat hij klachten kreeg goede schokdempende hardloopschoenen gekocht dus daar kon het volgens hem niet aan liggen.

Aanvankelijk verdween de irritatie als hij een paar dagen rust nam. In het daaropvolgende half jaar namen de klachten geleidelijk toe; al na een paar kilometer hardlopen ontstond kniepijn die toenam naarmate hij verder liep. De pijn straalde nu ook uit naar de laterale zijde van het onderbeen en verdween niet meer zo snel als voorheen. Toen hij ook bij het 'wandelen' pijn ging voelen, raadpleegde hij de huisarts die hem verwees naar de fysiotherapeut. Patiënt wordt onderzocht, bijna een jaar na aanvang van de eerste klachten.

Status praesens

Op het moment van het consult heeft patiënt geen kniepijn. Bijna twee weken voor het consult heeft hij voor het laatst hardgelopen. Patiënt is verder kerngezond. De knie is nooit gezwollen en er zijn ook geen crepitaties of blokkeringen van de knie.

Inspectie

Patiënt heeft in lichte mate O-benen. Verder zijn er geen bijzonderheden.
Bij nadere inspectie van de nieuw gekochte schoenen blijkt dat hij op speciale antipronatieschoenen loopt. Deze hebben een extra harde mediale

ondersteuning (dual density), waardoor patiënt in stand en tijdens hardlopen te sterk supineert *(figuur 4-1)*.

Figuur 4-1
De door patiënt gekochte antipronatieschoenen hebben een extra harde mediale ondersteuning (dual density), waardoor patiënt in stand en tijdens hardlopen te sterk supineert.

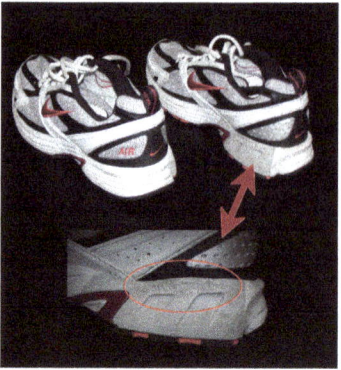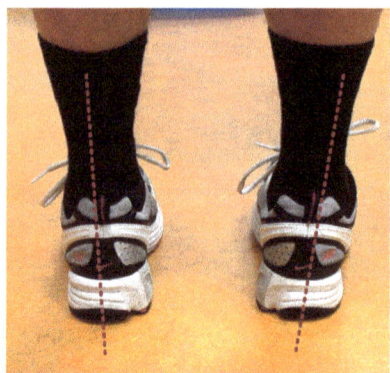

Algemene palpatie

Geen bijzonderheden. De aangedane knie is niet warm en niet dik.

Functieonderzoek

Geen bijzonderheden. De bandtesten zijn negatief, er is geen hydrops en de kracht van de musculatuur is uitstekend.

Specifieke palpatie

Palpatie van het gewricht, de patella en de aanhechtingen van de musculatuur levert geen bijzonderheden op. De patiënt voelt de pijn gewoonlijk aan de laterale zijde van de linkerknie. Stevige druk op de laterale femurcondylus is slechts licht gevoelig. Flexie/extensie tijdens deze palpatie doet de gevoeligheid iets toenemen.

Interpretatie Het verhaal van de patiënt doet het meest denken aan een iliotibiaal frictiesyndroom, een veelvoorkomende blessure bij langeafstandhardlopers en bergwandelaars. Het probleem ontstaat doordat een strakke tractus iliotibialis over de laterale femurepicondylus 'schuift' waardoor het ertussenin gelegen weefsel geïrriteerd raakt.[1] Vermoedelijk spelen ook compressiekrachten van de tractus op de epicondylus een rol. Vooral tijdens hardlopen en bergaf lopen worden grote trekkrachten op de tractus iliotibialis overgebracht; bij deze activiteiten kan gemakkelijk een frictiesyndroom ontstaan. Personen met O-benen lopen een verhoogd risico op het krijgen van deze aandoening *(figuur 4-2)*.
Als men stopt met hardlopen, verdwijnt de pijn gewoonlijk binnen enkele dagen tot weken. Zodra men echter weer begint met hardlopen dan keert

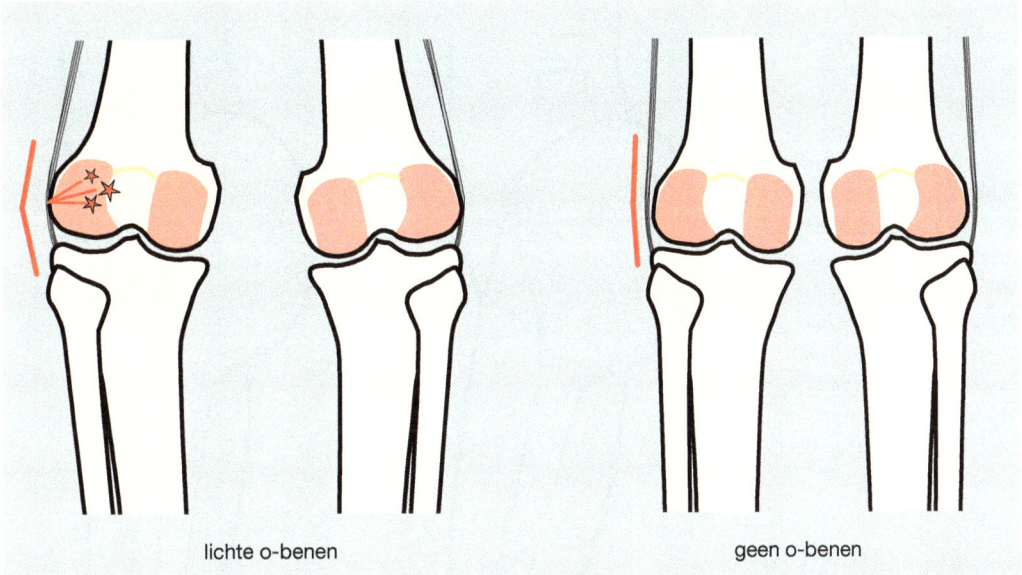

Figuur 4-2
Personen met O-benen lopen een verhoogd risico op het krijgen van een tractus iliotibialis frictiesyndroom.

het probleem direct terug. Aangezien het letsel extra-articulair is, zal het knieonderzoek gewoonlijk geen bijzonderheden opleveren. Aangezien ook bij deze patiënt het functieonderzoek en de palpatie weinig informatie opleveren, vraag ik de patiënt om direct voordat de volgende afspraak plaatsvindt eerst een half uur te gaan hardlopen, zodat er klachten aanwezig zijn tijdens het onderzoek.

Dit gebeurt een week later. Patiënt komt hevig transpirerend binnen; hij heeft net zo lang hardgelopen, totdat er kniepijn ontstond. Het functieonderzoek is weer negatief, maar de palpatie toont nu herkenbare drukpijn ter plaatse van de laterale femurcondylus die duidelijk toeneemt wanneer gepalpeerd wordt tijdens flexie-extensiebewegingen* van het been *(figuur 4a-03)*. De diagnose is hiermee rond.

Diagnose

Tractus iliotibialis frictiesyndroom links

---

* Er wordt passief bewogen tot iets meer dan 30° flexie en weer terug: tijdens deze beweging 'schuift' het distale deel van de tractus iliotibialis over de laterale femurcondylus (proef van Noble).

Figuur 4-3
Lokalisatie van het tractus iliotibialis frictiesyndroom. Tijdens hardlopen wordt de tractus (B) op spanning gebracht door de m. gluteus maximus (A) en de m. tensor fasciae latae (C). Afwisselend strekken (tractus ligt voor de epicondylus) en buigen (tractus ligt achter de epicondylus) van het been veroorzaakt frictie en compressie van het weefsel tussen de tractus iliotibialis en de laterale femurepicondylus.

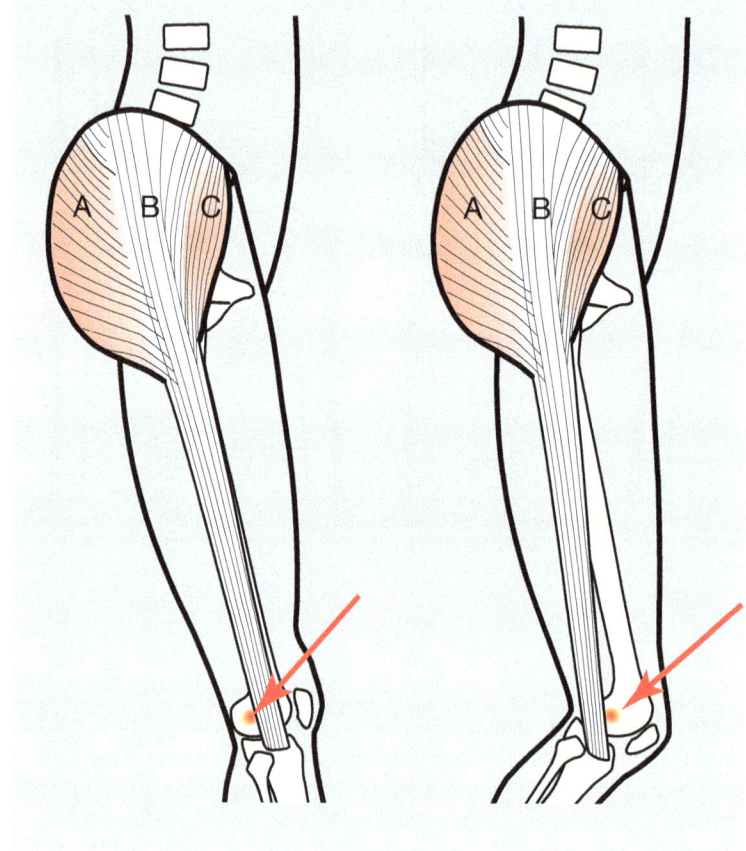

Therapie

De therapie berust op het achterhalen en wegnemen van de oorzaak van de aandoening. Wanneer de oorzaak niet gevonden wordt, is de aandoening lastig te behandelen.

Enkele therapeutische mogelijkheden zijn:*
- Drie weken relatieve rust om de pees en het onderliggende vetweefsel te laten herstellen. Patiënt mag tijdens deze weken niet hardlopen. Wel krijgt hij het advies om andere – niet-pijnlijke – sportactiviteiten zoals fietsen te intensiveren.
- Krachttraining van de been- en heupspieren. Vooral krachttraining van de m. vastus lateralis is van belang, omdat deze bij hypertrofie de tractus verder naar opzij duwt, zodat de tractus van de femurepicondylus wordt weggeduwd.

* Zie ook het addendum na deze patiëntencasus.

- Na drie weken relatieve rust: *geleidelijk* de hardlooptraining opbouwen. Hierbij moet men letten op de juiste looptechniek.
- Als de patiënt met antipronatieschoenen jogt, zoals de patiënt uit deze casus: neutrale schoenen dragen.
- Wanneer de patiënt gewoonlijk neutrale schoenen draagt: een *lager* mediaal inlegzooltje gebruiken of een kleine *laterale* inlay in de schoen.
- Wanneer de patiënt klachten heeft aan de linkerknie: zoveel mogelijk aan de rechterkant van de weg lopen ofwel het lopen aan de linkerkant van de weg vermijden (*figuur 4-4*).
- Eventueel *duidelijke* beenlengteverschillen corrigeren.
- In geval van bergwandelaars: stokken gebruiken tijdens de afdaling.
- Rekoefeningen van de tractus iliotibialis (*figuur 4-5*).
- Als conservatieve therapie onvoldoende resultaat geeft en patiënt wil *niet* stoppen met hardlopen of bergwandelen dan kan worden geopereerd.

Er bestaat weinig of geen wetenschappelijke onderbouwing voor behandeling met fricties, NSAID's, ultrageluid en corticosteroïdinjecties.[2]
De patiënt uit deze casus heeft ruim een jaar geleden nieuwe schoenen gekocht. Volgens patiënt kunnen deze echter onmogelijk de oorzaak van zijn klachten zijn, aangezien zijn looppatroon uitgebreid onder videoregistratie bekeken is in een speciaalzaak voor hardloopschoenen. Zijn nieuwe schoenen zouden perfect zijn voor zijn persoonlijke looptechniek. Verder waren de schoenen niet goedkoop. Inspectie van de schoenen toont dat hij op antipronatieschoenen loopt. Voorheen liep patiënt altijd op neutrale schoenen. Het kost veel overredingskracht om patiënt te bewegen op schoenen te gaan sporten die een neutrale 'pronatiestand' hebben, ofwel op schoenen *zonder* pronatiecorrectie. Gezien de prijs van goede hardloopschoenen, is het niet zo verwonderlijk dat patiënt hier aanvankelijk niet veel voor voelt. Bovendien moeten we beiden nog afwachten of door het dragen van neutrale schoenen zijn klachten daadwerkelijk zullen verdwijnen. Uiteindelijk mag patiënt in overleg met de verkoper in de schoenenspeciaalzaak nieuwe neutrale schoenen uitproberen alvorens ze te kopen; een uitstekende service!

Na drie weken relatieve rust, waarin overigens wel een krachttrainingsprogramma wordt opgestart, begint patiënt weer met joggen op zijn neutrale schoenen.

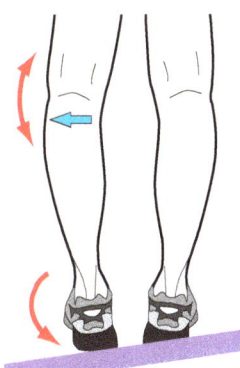

Figuur 4-4
Klachten aan de linkerknie kunnen worden veroorzaakt door lopen aan de linkerkant van de weg.

Follow-up

Bij een controleafspraak zes weken later is patiënt nog steeds klachtenvrij. Als ik hem een jaar later zie voor een andere klacht, blijkt hij nog steeds klachtenvrij te kunnen hardlopen.

Bespreking

Langeafstandshardlopen betekent een forse belasting voor spieren, pezen en gewrichten van de onderste extremiteit. Het is dan ook van belang dat *beginnende* hardlopers hun belasting geleidelijk opbouwen om zo de belastbaarheid van de onderste extremiteit de tijd te geven zich aan te passen. Daarbij is een *normale* fysiologische belasting van pezen en gewrichten belangrijk. Dit laatste geldt niet alleen voor beginnende sporters maar ook

Figuur 4-5
Rekoefening van de tractus iliotibialis.

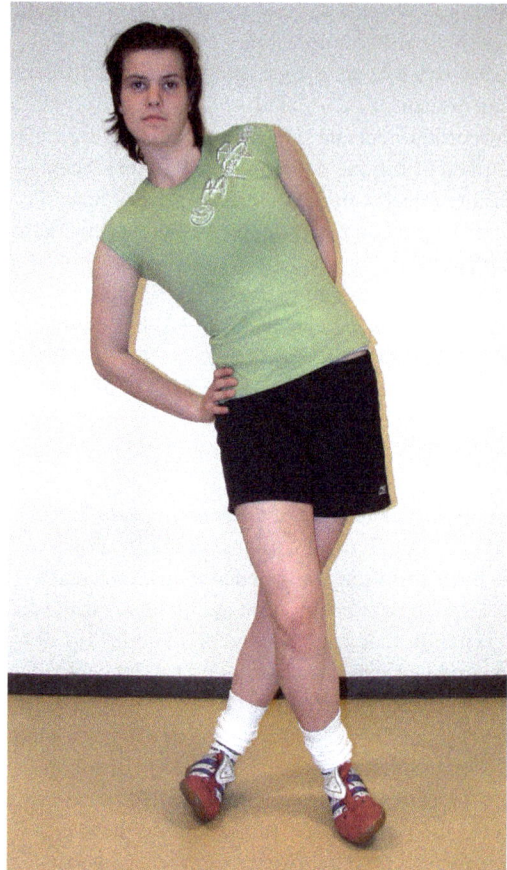

voor ervaren hardlopers; bij hen gaat het vooral mis wanneer door het dragen van een ander type schoen de normale fysiologische belasting van een gewricht of pees verstoord raakt; er kan dan gemakkelijk een blessure optreden. Niet zelden zien we in de fysiotherapiepraktijk voorbeelden hiervan: een andere sport, een ander type racket of andere schoenen leiden gemakkelijk tot irritatie van weefsel dat plotseling grote belastingen moet ondergaan.

Als men jarenlang klachtenvrij gelopen heeft op een neutrale goede hardloopschoen dan is het verstandig om bij vervanging ervan een type schoen te kopen met dezelfde eigenschappen als de oude. Vooral de hoogte van de mediale ondersteuning kan veel variatie vertonen, zowel tussen de verschillende merken als binnen eenzelfde schoenmerk. Bovendien hebben verkopers en kopers vaak de indruk dat een zogenoemde antipronatieschoen blessures voorkomt in plaats van oproept. In bepaalde gevallen kan dat wel kloppen;* het is echter niet raadzaam om joggers die jarenlang klachtenvrij gelopen hebben op een neutrale schoen, plotseling een antipronatieschoen aan te raden, zelfs wanneer een videoregistratie van het looppatroon een correctie van de schoen suggereert. Voorgaande patiëntencasus is hiervan een duidelijk voorbeeld.

> Enige mate van pronatie tijdens het neerkomen van de voet bij het joggen is zeer fysiologisch en hoeft niet gecorrigeerd te worden; het is een vorm van natuurlijke schokdemping door de voet. Deze natuurlijke pronatie is goed zichtbaar op vertraagd afgespeelde video-opnamen van joggers. Alleen wanneer *over*gepronerd wordt *en* wanneer de jogger hierdoor pijnklachten heeft, bijvoorbeeld een overbelasting van de mediale tibiarand (de zogeheten shin splint) dan is het verstandig het mediale voetgewelf beter te ondersteunen, bijvoorbeeld door een pronatiecorrigerende versteviging aan de mediale zijde van de schoenzool.

Literatuur

1 Muhle C, Ahn JM, Yeh L, Bergman GA, Boutin RD, Schweitzer M, Jacobson JA, Haghighi P, Trudell DJ, Resnick D. Iliotibial band friction syndrome: MR imaging findings in 16 patients and MR arthrographic study of six cadaveric knees. Radiology 1999 Jul;212(1):103-10.
2 Ellis R, Hing W, Reid D. Iliotibial band friction syndrome – a systematic review. Man Ther 2007 Aug;12(3):200-8.

---

* *Zie hoofdstukken 4 en 4a van een eerdere uitgave van Orthopedische Casuïstiek: Onderzoek en behandeling van spieraandoeningen en kuitpijn. Deze hoofdstukken behandelen het 'mediaal tibiaal stresssyndroom'.*

4a Addendum: het tractus iliotibialis frictiesyndroom

Koos van Nugteren

Een tractus iliotibialis frictiesyndroom is de meest voorkomende vorm van laterale kniepijn onder langeafstandhardlopers[1] en bergwandelaars. Het probleem ontstaat doordat een strakke tractus iliotibialis over de laterale femurepicondylus 'schuift' waardoor het ertussenin gelegen weefsel geïrriteerd raakt.[2] Het geïrriteerde weefsel betreft een dun laagje rijk gevasculariseerd en rijk geïnnerveerd vetweefsel (*figuur 4a-1*).[2,3] De irritatie kan doordringen tot in het botweefsel. Soms wordt bij patiënten met het iliotibiale frictiesyndroom met behulp van MRI zelfs botoedeem en boterosie aangetoond in de laterale femurepicondylus.[6]

Lopers die tijdens de standfase van het been relatief veel in de knie endoroteren en in de heup adduceren lopen een verhoogd risico. In deze positie kan de tractus namelijk eveneens als extensor van de knie optreden: de *anterolaterale* insertie op de tibia komt bij endorotatie van de knie immers verder naar voren te liggen. De tractus iliotibialis komt dan bij het neerkomen van de voet strakker te staan, waardoor in verhoogde mate compressie optreedt van structuren die zich onder de tractus bevinden.[4]

Wat is een tractus iliotibialis frictiesyndroom *niet*

In het verleden werd gedacht dat de pijn in geval van een tractus iliotibialis frictiesyndroom afkomstig was van de beschadigde tractus zelf of van een eronder gelegen geïrriteerde bursa.[5] Herhaald MRI-onderzoek heeft echter aangetoond dat de tractus zelf *niet* is aangedaan[6] en dat zich *onder* de tractus iliotibialis geen bursa bevindt.[2] Wel wordt in geval van een frictiesyndroom vaak vochtophoping gevonden *onder* de tractus iliotibialis, wat enigszins lijkt op een met vocht gevulde bursa.

Ook werd in het verleden gesuggereerd dat de recessus lateralis ingeklemd kon worden door de tractus iliotibialis. Ook dit kon niet worden bevestigd door nauwkeurig MRI-onderzoek: beeldvorming bij allerlei flexiestanden van het kniegewricht toont dat de recessus lateralis *niet* onder de tractus iliotibialis terecht kan komen.

Figuur 4a-1
Het probleem ontstaat doordat een strakke tractus iliotibialis over de laterale femurepicondylus 'schuift' waardoor het ertussenin gelegen vetweefsel geïrriteerd raakt.[2]

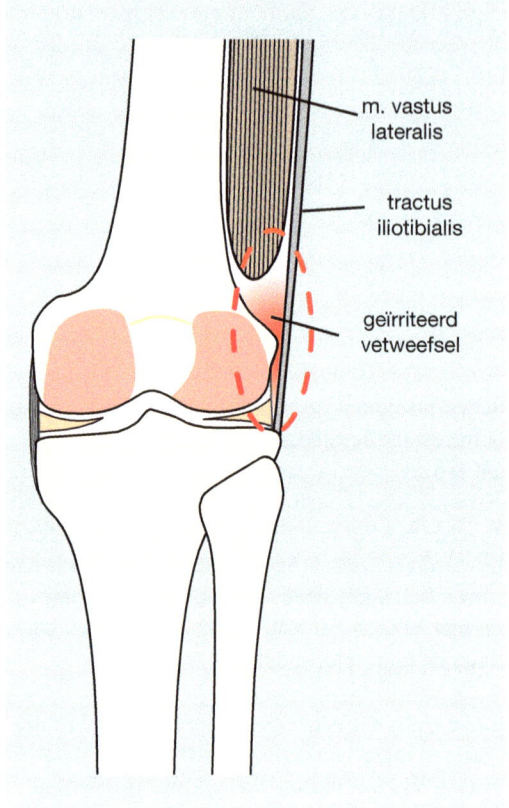

Anatomie

De tractus iliotibialis ontspringt van de bekkenkam en verloopt over de trochanter major naar distaal. Met de trochanter major heeft de tractus geen directe verbinding. De tractus iliotibialis is gemiddeld 51 cm lang. De breedte varieert: ter hoogte van de oorsprong aan de bekkenkam is de tractus gemiddeld 5,9 cm breed, ter hoogte van de trochanter 9 cm en ter plaatse van de tibiale insertie 4,3 cm.[7]

Rond de knie zijn er verschillende insertieplaatsen voor de tractus iliotibialis. Dit zijn:[8]
- het tuberculum van Gerdi op de anterolaterale zijde van de tibia. Deze insertie wordt het meest genoemd in anatomieboeken; dit deel van de tractus draagt bij aan de anterolaterale stabiliteit van het kniegewricht. Dit deel van de insertie verplaatst zich in voorachterwaartse richting bij het buigen en strekken van de knie.
- de laterale zijde van de femurschacht; de laterale linea aspera. De insertie verloopt via een lateraal gelegen intermusculair septum.
- de laterale femurepicondylus. Dit deel van de tractus vormt het verlengde van het ligamentum collaterale fibulare.

- de patella. Deze insertie verloopt via de vezels van het retinaculum patellae laterale.
- een capsulaire insertie aan de laterale zijde van de knie.

Aangezien er verschillende inserties proximaal van de aanhechting aan de tibia bestaan, zal de mate van voorachterwaartse verschuiving van de tractus over de laterale femurepicondylus betrekkelijk gering zijn. Waarschijnlijk spelen ook compressiekrachten een belangrijke rol bij het ontstaan van een iliotibiaal frictiesyndroom.[3]

Het spannen van de tractus iliotibialis

Het op spanning brengen van de tractus iliotibialis gebeurt door de volgende mechanismen:

- Contractie van de m. tensor fasciae latae en de m. gluteus maximus (figuur 4-3).
- Bij contractie van de m. vastus lateralis wordt deze spier dikker: hierdoor wordt de overliggende tractus iliotibialis *naar opzij* geduwd zodat de spanning verder toeneemt (figuur 4a-6).
- Adductie in het heupgewricht resulteert in een hogere spanning van de tractus door rek.

Tijdens het lopen wordt de tractus iliotibialis van het standbeen steeds op spanning gebracht.
De op spanning gebrachte tractus 'duwt' de trochanter en dus ook de heupkop naar centraal, in de richting van de heupkom (figuur 4a-2). Hiermee voorkomt de tractus – tijdens het lopen – dat de heupkop naar *lateraal* luxeert. Men kan de tractus iliotibialis in dit opzicht dus beschouwen als een heupstabilisator die de heupkop in de kom klemt.[7]

Symptomatologie

- Laterale kniepijn tijdens of direct na het hardlopen. Soms voelt men startpijn.
  De pijn ontstaat eerder bij bergaf lopen dan bij bergop lopen.
- De pijn ontstaat geleidelijk.
- Soms is er waarneembare warmte en lichte zwelling.
- Het functieonderzoek is bij een geïsoleerd iliotibiaal frictiesyndroom meestal negatief. Er wordt ook geen hydrops gevonden.
- Er is herkenbare drukpijn op de laterale femurepicondylus tijdens passief uitgevoerde flexie-extensie van de knie (proef van Noble) (figuur 4a-3). In ernstiger gevallen is ook zonder passief uitgevoerde flexie-extensie al sprake van drukpijn. Er is *geen* drukpijn op de, meer naar distaal

Figuur 4a-2
Een op spanning gebrachte tractus 'duwt' de trochanter en dus ook de heupkop naar centraal, in de richting van de heupkom.

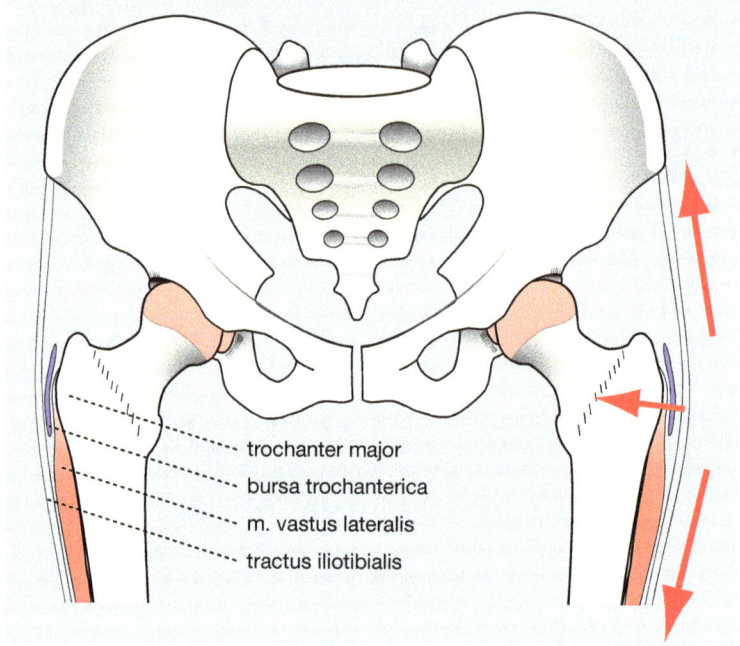

trochanter major
bursa trochanterica
m. vastus lateralis
tractus iliotibialis

gelegen, laterale *gewrichtsspleet*. Er is ook geen – of veel minder – drukpijn aan de heterolaterale asymptomatische zijde.
Het is verstandig de patiënt te onderzoeken direct na het hardlopen, omdat de symptomen dan het sterkst aanwezig zijn.

Risicofactoren

Factoren die predisponeren tot het krijgen van een tractus iliotibialis frictiesyndroom:
- Langeafstandhardlopen.
- Endorotatie van de knie tijdens de standfase bij hardlopen.[4] De insertie van de tractus wordt hierdoor naar anterieur verplaatst en ondergaat dan grotere krachten bij het neerkomen van de voet.
- Adductie van de heup tijdens de standfase bij hardlopen.[4]
- Bergwandelen: lange en/of steile afdalingen. Bij steile afdalingen wordt vaak één been geëndoroteerd en één been geëxoroteerd neergezet. De tractus iliotibialis van het *geëndoroteerde* been vangt de meeste klappen op.
- O-benen: de tractus iliotibialis ligt strakker over de laterale femurepicondylus (*figuur 4a-4*).
- Schoenen met een te hoge mediale ondersteuning en/of te slappe laterale zool. Tegenwoordig worden soms ten onrechte antipronatieschoenen verkocht aan personen die al jarenlang klachtenvrij op neutrale schoenen hebben gelopen. Wanneer men op antipronatieschoenen loopt dan

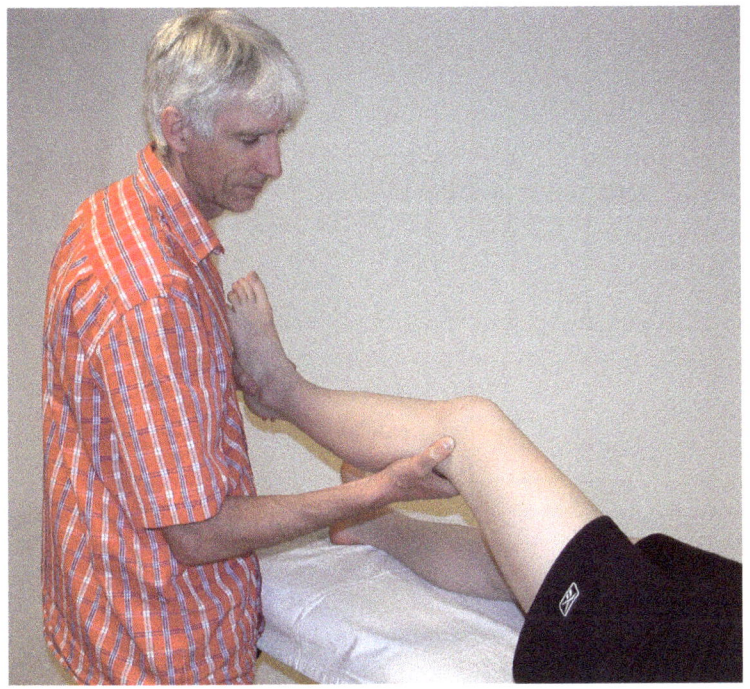

Figuur 4a-3
Er is herkenbare drukpijn op de laterale femurepicondylus tijdens passief uitgevoerde flexie-extensie van de knie (proef van Noble).

5a).
- Steeds aan dezelfde kant van de weg lopen: hierbij wordt het been dat zich aan de zijkant van de weg bevindt enigszins in een varusstand gedwongen, zodat de tractus iliotibialis in sterkere mate over de femurepicondylus frictioneert *(figuur 4a-5b)*.
- In individuele gevallen kan een prominerende laterale femurepicondylus of een osteofyt op de laterale femurepicondylus de tractus irriteren.

Therapie

De therapie bestaat uit:
- Drie weken relatieve rust om het geïrriteerde vetweefsel en mogelijk ook het onderliggende bot en de pees zelf, te laten herstellen. Patiënt mag tijdens deze weken niet hardlopen.
- Krachttraining van de been- en heupspieren wordt aangeraden, thuis of in een fitnesscentrum. Extra aandacht is nodig voor:
  - versterking van heupabductoren.[1] Dit wordt gedaan om de tractus als heupabductor te ontlasten; de tractus iliotibialis verzorgt immers via de tensor fasciae latae en de m. gluteus maximus ook heupabductie.
  - versterking van de m. quadriceps, met name de m. vastus lateralis: een fors gebouwde m. vastus lateralis duwt de over deze spier gelegen

hebben de benen de neiging om meer in varusstand te geraken *(figuur 4a-*

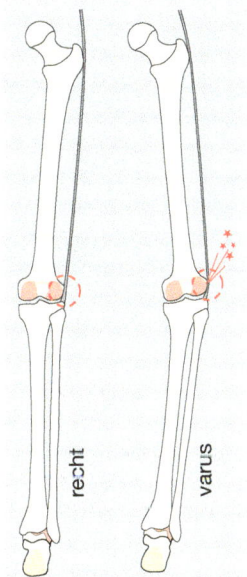

Figuur 4a-4
O-been (rechts): de tractus iliotibialis ligt strakker over de laterale femurepicondylus.

Figuur 4a-5
A: Wanneer men op antipronatieschoenen loopt dan hebben de knieën de neiging om meer in varusstand te geraken.
B: Het rechterbeen dat zich aan de zijkant van de weg bevindt wordt enigszins in een varusstand gedwongen, zodat de tractus iliotibialis in sterkere mate over de femurepicondylus frictioneert.

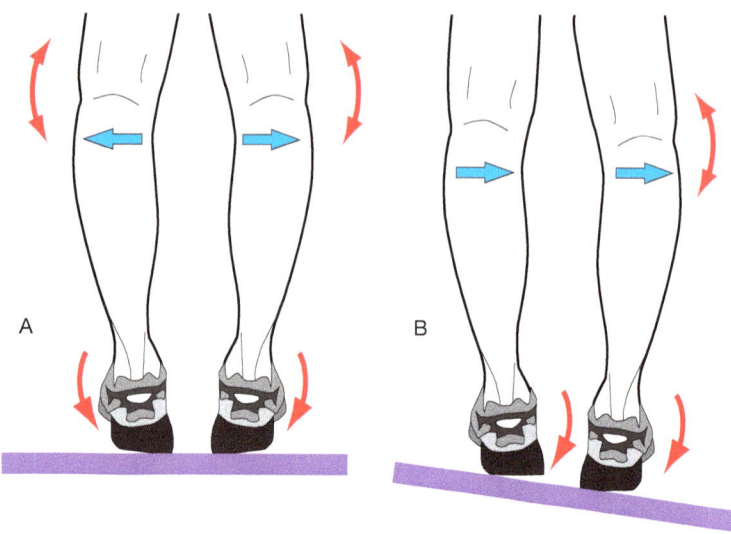

recht wegdek
pronatiecorrectie

schuin wegdek
neutrale schoen

tractus iliotibialis naar lateraal ofwel van de femurepicondyl af (*figuur 4a-6*).
- Na drie weken relatieve rust (niet hardlopen): *geleidelijk* de hardlooptraining opbouwen. Hierbij moet men letten op de looptechniek: adductie van de heupen tijdens het lopen (het doorzakken door de heup) moet worden afgeleerd, omdat hierbij de tractus door rek extra op spanning komt. Verder moet endorotatie van het onderbeen worden voorkomen.[4] Gebleken is dat het maken van korte snelle passen minder snel tot een recidief leidt dan lange passen.[9]
- Als de patiënt met antipronatieschoenen jogt, zoals de patiënt uit de hieraan voorafgaande casus: neutrale schoenen gebruiken.
- Wanneer de patiënt gewoonlijk neutrale schoenen draagt: een *lager* mediaal inlegzooltje gebruiken of een kleine *laterale* inlay in de schoen.
- Wanneer de patiënt klachten heeft aan de rechterknie: zoveel mogelijk aan de linkerkant van de weg lopen ofwel het lopen aan de rechterkant van de weg vermijden (zie illustratie). Bij klachten aan de linkerknie geldt het omgekeerde.
- In geval van bergwandelaars: stokken gebruiken tijdens de afdaling. Bij steile afdalingen het aangedane been indien mogelijk geëxoroteerd neerzetten.
- Rekoefeningen van de tractus iliotibialis (*figuur 4-5*) om een minder strakke tractus in rust te verkrijgen. Dit is alleen zinvol als de patiënt rek voelt tijdens de oefening: alleen dan is namelijk sprake van een relatief korte tractus iliotibialis.

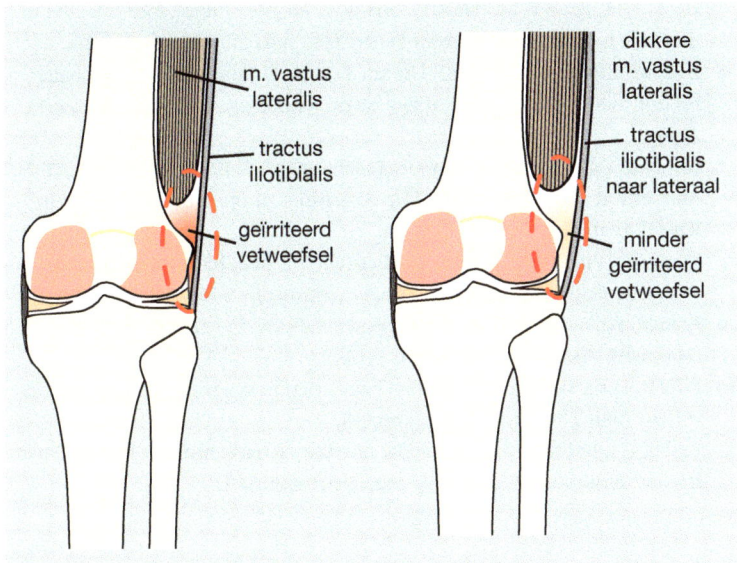

Figuur 4a-6
Een fors gebouwde m. vastus lateralis duwt de over deze spier gelegen tractus iliotibialis naar lateraal ofwel van de femur-epicondylus af.

- Eventueel *duidelijke* beenlengteverschillen corrigeren.

NB: er bestaat weinig of geen wetenschappelijke onderbouwing voor behandeling met fricties, NSAID's, ultrageluid en corticosteroïdinjecties.[10]

Als conservatieve therapie onvoldoende resultaat geeft en patiënt wil *niet* stoppen met hardlopen of bergwandelen dan kan worden geopereerd. Behandeling bestaat uit het verlengen van de tractus iliotibialis door middel van een Z-plastiek.*[11]

Literatuur

1 Fredericson M, Weir A. Practical management of iliotibial band friction syndrome in runners. Clin J Sport Med 2006 May;16(3):261-8.
2 Muhle C, Ahn JM, Yeh L, Bergman GA, Boutin RD, Schweitzer M, Jacobson JA, Haghighi P, Trudell DJ, Resnick D. Iliotibial band friction syndrome: MR imaging findings in 16 patients and MR arthrographic study of six cadaveric knees. Radiology 1999 Jul;212(1):103-10.
3 Fairclough J, Hayashi K, Toumi H, Lyons K, Bydder G, Phillips N, Best TM, Benjamin M. Is iliotibial band syndrome really a friction syndrome? J Sci Med Sport 2007 Apr;10(2):74-6; discussion 77-8.
4 Noehren B, Davis I, Hamill J. ASB clinical biomechanics award winner 2006 prospective study of the biomechanical factors associated with iliotibial band syndrome. Clin Biomech (Bristol, Avon). 2007 Nov;22(9):951-6.

---

* Een Z-plastiek is een operatieve methode om weefsel te verlengen: hierbij wordt onder andere een Z-vormige incisie gemaakt.

5   Ekman EF, Pope T, Martin DF, Curl WW. Magnetic resonance imaging of iliotibial band syndrome. Am J Sports Med 1994 Nov-Dec;22(6):851-4.
6   Isusi M, Oleaga L, Campo M, Grande D. MRI findings in iliotibial band friction syndrome: a report of two cases. Radiologia. 2007 Nov-Dec;49(6): 433-5.
7   Birnbaum K, Siebert CH, Pandorf T, Schopphoff E, Prescher A, Niethard FU. Anatomical and biomechanical investigations of the iliotibial tract. Surg Radiol Anat 2004 Dec;26(6):433-46.
8   Vieira EL, Vieira EA, da Silva RT, Berlfein PA, Abdalla RJ, Cohen M. An anatomic study of the iliotibial tract. Arthroscopy 2007 Mar;23(3):269-74.
9   Fredericson M, Wolf C. Iliotibial band syndrome in runners: innovations in treatment. Sports Med 2005;35(5):451-9.
10 Ellis R, Hing W, Reid D. Iliotibial band friction syndrome – a systematic review. Man Ther 2007 Aug;12(3):200-8.
11 Barber FA, Boothby MH, Troop RL. Z-plasty lengthening for iliotibial band friction syndrome. J Knee Surg 2007 Oct;20(4):281-4.

5 Een persisterend gevoel van instabiliteit bij een 22-jarige sportieve vrouw na een skitrauma*

Marc Martens

Zes maanden geleden ging tijdens het skiën bij een trage draaibeweging de binding van haar rechterski niet los. Patiënte kwam te vallen, waarbij haar rechterknie in flexie een valgus-exorotatiebeweging maakte. Patiënte hoorde en voelde in de knie iets knappen en kon onmogelijk verder skiën. De knie zwol onmiddellijk op. In het dichtstbijzijnde ziekenhuis werd de 'diagnose' *bandletsel* gesteld, zonder dit verder te specificeren. Zij kreeg een gipsverband en krukken.

Thuisgekomen raadpleegde patiënte direct een orthopedisch chirurg. Deze constateerde een kruisbandscheur en raadde haar aan om veel te oefenen met de knie. Zij kreeg daarna oefeningen van een fysiotherapeut. Er volgde een vrij behoorlijk herstel, maar toen patiënte drie maanden na het ongeval weer met jazzballet begon, zakte zij plotseling door haar knie, die ook weer direct dik werd. Patiënte werd opnieuw fysiotherapeutisch behandeld, maar sindsdien had zij regelmatig – ook in het dagelijks leven – het gevoel van onzekerheid in haar knie en merkte zij dat er iets verschoof. Uiteindelijk besloot zij ons advies te vragen.

Inspectie

Het rechterbovenbeen vertoont een forse atrofie, ondanks de fysiotherapie. De knie is licht gezwollen.
   Er zijn geen asafwijkingen en het looppatroon is normaal.

Algemene palpatie

De knie voelt enigszins warm aan. Tevens is er een lichte hydrops.

---

* Deze patiëntencasus betreft een bewerking van een eerder verschenen casus (K 36) in *Orthopedische Casuïstiek*.

Functieonderzoek

Hurken wordt asymmetrisch uitgevoerd: er is duidelijk een beperking van de flexie onder belasting (als gevolg van de abnormale translatie van de tibia naar voren).
    Passieve flexie is minimaal beperkt als gevolg van de hydrops. Passieve extensie is aan beide zijden hypermobiel, hetgeen dus constitutioneel is.

Het stabiliteitsonderzoek toont:
– matige mediale instabiliteit bij het testen van de knie in lichte flexie;
– geen mediale instabiliteit bij het testen van de knie in extensie;
– er is een minimale schuiflade naar voren in 90° flexie van de knie;
– de lachman-test is duidelijk positief;
– de pivot-shifttest is eveneens duidelijk positief.

Interpretatie Het betreft hier een partiële scheur van het ligamentum collaterale mediale en een volledige scheur van de voorste kruisband. Het achterste kapsel is intact (valgustest in extensie is negatief).

Er is sprake van een anterolaterale rotatoire instabiliteit, gecombineerd met een matige, maar klinisch veel minder belangrijke, mediale instabiliteit. Geassocieerde kraakbeen- en/of meniscuspathologie kan op dit moment niet met zekerheid worden vastgesteld.

Diagnose

Partiële ruptuur van het ligamentum collaterale mediale en volledige ruptuur van de voorste kruisband

Therapie

Aan patiënte worden de verschillende therapeutische mogelijkheden met voor- en nadelen uiteengezet. In dit geval zijn de volgende aspecten het belangrijkst:
– Patiënte wil het sporten het liefst niet laten vallen.
– Er bestaan serieuze klachten in het dagelijks leven.
– Patiënte is nog zeer jong.

Deze factoren pleiten voor een operatieve stabilisering, omdat zo de instabiliteit kan worden gecorrigeerd en meniscus- en kraakbeenletsel kan worden voorkomen.

Wat betreft de ter beschikking staande technieken is er een keuze uit eigen peesmateriaal (autograft*), dat van een donor (allograft) of een synthetische graft.

Het meest voor de hand liggend is het gebruik van een autograft, dus lichaamseigen weefsel, waarbij men gebruik kan maken van een deel van de patellapees, de hamstrings of de fascia lata.

Autograft

Een allograft wordt vooral gebruikt in bepaalde gevallen van extreme instabiliteit, zoals een ruptuur van zowel de voorste als de achterste kruisband, of na het mislukken van een eerdere ingreep. Peesmateriaal van donoren is niet altijd overvloedig beschikbaar.

Allograft

Alle synthetische grafts falen tot nu toe op middellange termijn en leveren bovendien op lange termijn een duidelijk risico op voor de knie, omdat kleine slijtagepartikels loskomen die de synovia irriteren en zelfs het kraakbeen kunnen aantasten. Een synthetische graft heeft bovendien het nadeel dat er nooit neurologische elementen worden teruggevonden, hetgeen bij autografts en allografts wel het geval is; de ingroei van zenuwvezels/receptoren is voor de functie van de voorste kruisband en de gehele knie essentieel, omdat hierdoor de proprioceptieve functie aanzienlijk kan verbeteren.

Synthetische graft

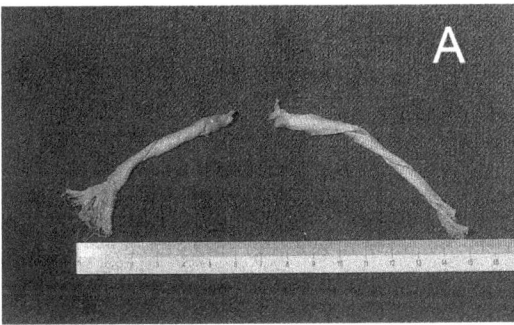
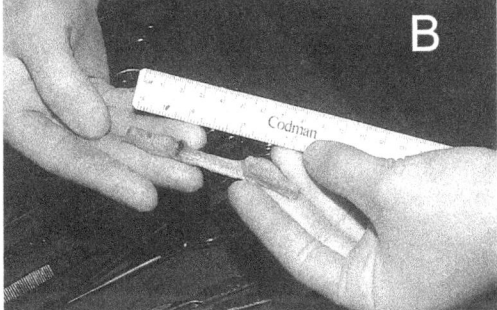

Figuur 5-1
A: fragmenten van een gescheurde synthetische voorste kruisband.
B: autograft: hier wordt een bij de patiënt verwijderd deel van de patellapees getoond, met een botfragment aan beide uiteinden (tuberositas tibiae en patellae). Deze autograft wordt als voorste kruisband gebruikt.

Bij de voorste kruisbandplastiek wordt een intra-articulaire reconstructie gemaakt. Hierbij wordt de anatomie van de knie zo optimaal mogelijk hersteld, zodat voorachterwaartse laxiteit wordt uitgeschakeld. Een nadeel is dat er als gevolg van verschillende factoren complicaties kunnen optreden in de zin van flexie- en/of extensieverlies.

Voorstekruisbandplastiek

---

* *Graft (Engels) = ent. Frans: greffe.*

Een veelvoorkomende techniek voor een intra-articulaire reconstructie is het gebruik van het centrale gedeelte van de patellapees met een botfragment aan beide uiteinden *(figuur 5-1 en 5-2)*. Dit betekent dat het middelste deel van de patellapees dus met een stukje van de patella én met een stukje tibia geoogst moet worden. De beide botfragmenten worden gefixeerd in het femur en in de tibia. Deze reconstructie tot een voorste kruisband wordt tegenwoordig artroscopisch toegepast.

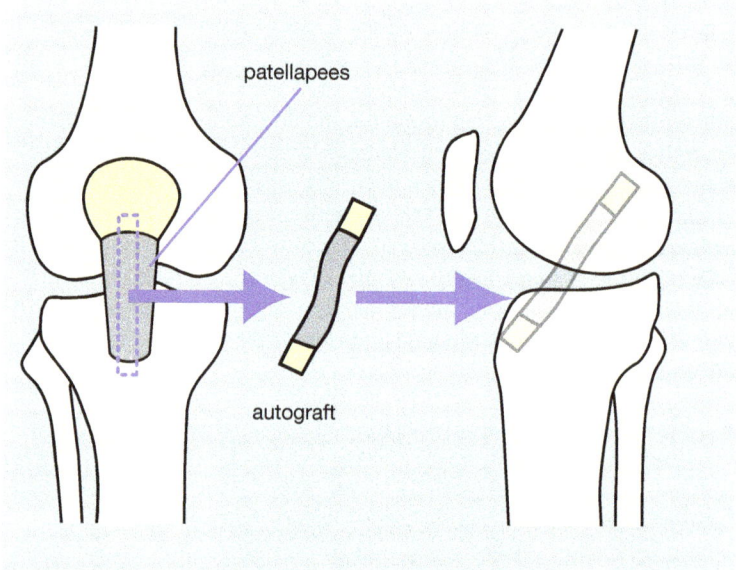

Figuur 5-2
Voorste kruisbandreconstructie: een veelvoorkomende techniek is het gebruik van het centrale gedeelte van de patellapees met een botfragment aan beide uiteinden.

Het postoperatieve verloop

Tegenwoordig wordt gipsimmobilisatie zoveel mogelijk vermeden, omdat dit een ongunstige invloed heeft op de kwaliteit van het kraakbeen (chondropathie) en van de musculatuur (atrofie).

Men geeft de voorkeur aan een brace die in beperkte mate flexie en extensie van de knie toelaat en die spiertraining reeds vanaf de eerste dag na de operatie mogelijk maakt. Ook steunen is toegestaan, maar dan wel met behulp van krukken. Na vijf tot zes weken moet het looppatroon geheel normaal zijn, dus zonder gebruik van krukken. Alle dagelijkse activiteiten zijn dan weer mogelijk.

De intra-articulaire graft wordt na verloop van tijd weer gevasculariseerd. Dit proces van vascularisatie verloopt traag, omdat de graft zich *niet* in een rijk gevasculariseerde omgeving bevindt.

De in deze casus beschreven patiënte onderging dus een artroscopisch uitgevoerde intra-articulaire reconstructie, waarbij gebruik werd gemaakt van het middelste derde deel van de patellapees. Tijdens de artroscopie kon worden vastgesteld dat er geen meniscus- of kraakbeenbeschadigingen waren. De partiële scheur van het ligamentum collaterale mediale werd ongemoeid gelaten, omdat de prognose van dit letsel – ook zonder operatieve behandeling – uitstekend is.

Er volgt een langdurige revalidatieperiode *(zie hoofdstuk 5a)*. Een jaar na de ingreep kan patiënte onbeperkt al haar favoriete sporten beoefenen.

Follow-up

5a Addendum: de voorstekruisbandruptuur

Koos van Nugteren

De meest voorkomende ligamentruptuur van de knie is die van de voorste kruisband.[1] Zelden is sprake van een *geïsoleerd* letsel; meestal gaat een voorstekruisbandruptuur gepaard met meniscusletsel (vaker lateraal dan mediaal), een mediaal bandletsel of een kraakbeenletsel. Na dergelijke gecombineerde letsels ontstaat een grote kans op artrose van het aangedane kniegewricht binnen tien tot twintig jaar.[1]

Kruisband- en meniscusletsels worden vaak operatief behandeld met respectievelijk een kruisbandplastiek en resectie van een deel van de meniscus. Dit wordt gedaan omdat een voorstekruisbandplastiek zowel subjectief als objectief de stabiliteit van de knie verbetert.[2] Het is echter niet duidelijk in hoeverre deze ingreep vervroegde artrose kan voorkomen. Degelijke studies hierover zijn nauwelijks voorhanden.[1]

Mechanisme van het letsel

Voorstekruisbandletsels treden – evenals meniscusletsels en kraakbeenletsels – relatief veel op bij sporten als voetbal, handbal, basketbal, korfbal en rugby. Ook alpineskiën op recreatief niveau is een risicosport.[3] Dit zijn (contact)sporten waarbij de knie gemakkelijk kan 'verdraaien' bij een licht gebogen stand. Opmerkelijk is dat de meeste laesies ontstaan zonder dat sprake is van direct lichamelijk contact met de tegenstander. Vaak ontstaat het letsel bij een onverwachte manoeuvre van het lichaam, juist om contact met de tegenstander te vermijden. De kruisband scheurt meestal door een combinatie van flexie, exorotatie en extreme valgusstand van de knie (*figuur 5a-1*).

Figuur 5a-1
De kruisband scheurt meestal door een combinatie van flexie, exorotatie en extreme valgusstand van de knie.

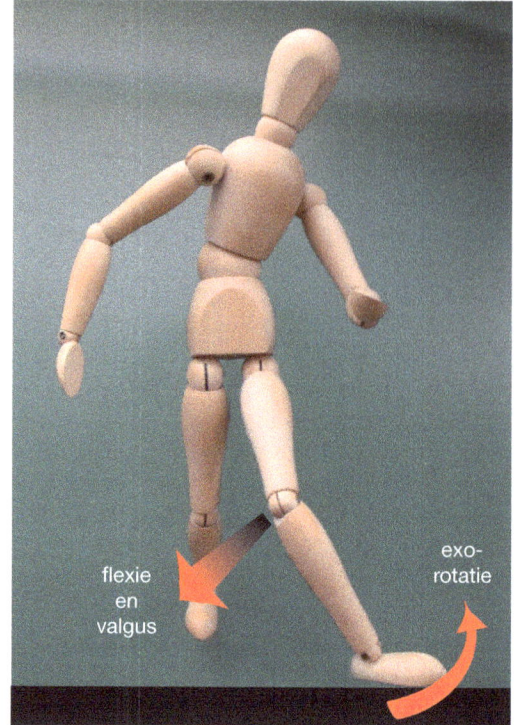

Incidentie*

Een Zweeds onderzoek van Frobell et al. (2007)[4] toont een – door MRI bevestigde – jaarlijkse *incidentie* van 81 kruisbandlaesies op 100.000 inwoners van 10 tot 64 jaar. Ruim een derde van deze personen had bovendien een geassocieerd meniscusletsel. De werkelijke incidentie van voorstekruisbandlaesies is vermoedelijk hoger, omdat niet iedereen na een voorstekruisbandlaesie doorverwezen wordt naar het ziekenhuis. Er is dus sprake van veel – niet-gediagnosticeerde – verborgen laesies. Onderzoek uit de Verenigde Staten toont een *prevalentie*** van 4,8% – door MRI bevestigde voorste kruisbandlaesies – onder individuen tussen 50 en 90 jaar.

Jonge vrouwen hebben een drie tot vijf keer hogere kans op een voorste kruisbandlaesie dan mannen.[1]

---

* *Incidentie: het aantal nieuwe gevallen van een aandoening per jaar onder een bepaald aantal personen.*
** *Prevalentie: het aantal gevallen van een aandoening per 100.000 personen op een bepaald moment.*

Symptomen

Direct na het trauma is er hevige pijn. Na korte tijd ontstaat een hydrops en/of haemarthros van de knie. De pijn en zwelling maken de uitvoering van een goed klinisch onderzoek lastig. Bovendien is vaak sprake van een combinatie van letsels, zoals kraakbeenletsel en/of meniscusletsel. Meestal belandt de patiënt op de Spoedeisende Hulp van een ziekenhuis waar men een röntgenfoto maakt om een fractuur uit te sluiten. Een valgustrauma kan namelijk door extreme compressie van het laterale compartiment van de knie gemakkelijk leiden tot een impressiefractuur van de tibia.* Na een globaal klinisch onderzoek wordt de knie gewoonlijk geïmmobiliseerd met een achterspalk, zodat de knie rust krijgt en de zwelling kan verminderen. De patiënt loopt vervolgens met krukken zolang belasten van het been te pijnlijk is. Zodra – na één of twee weken – de zwelling voldoende is verminderd, kan een betrouwbaarder klinisch onderzoek worden verricht.

Een patiënt met een voorstekruisbandlaesie ervaart een gevoel van onzekerheid en is bang om door de knie te zakken.

> ### Specificiteit en sensitiviteit
>
> Een test met een hoge specificiteit is een weinig gevoelige test die daardoor snel negatief is en dus ook vaak vals-negatief. Als de test echter *wel* positief is dan is de kans relatief groot dat de aandoening ook *werkelijk* aanwezig is. Een test met een specificiteit van 100% kent geen fout-positieven.
>
> Een test met een hoge sensitiviteit is een zeer gevoelige test die erg snel positief is; hierdoor is de test ook relatief vaak fout-positief. Een test met een sensitiviteit van 100% kent geen fout-negatieven.

De meest valide test om een voorste kruisbandlaesie vast te stellen is de lachman-test (sensitiviteit: 85% en specificiteit: 94%).[5] Bij de lachman-test staat de knie in 20-30° flexie. In deze positie staat een *intacte* voorste kruisband vrijwel volledig op spanning,[6] terwijl de andere ligamenten juist minder goed op spanning staan. **Lachman-test**

De pivot-shifttest is zeer specifiek, namelijk 98%, maar heeft een slechte sensitiviteit (24%).[5] Als een pivot-shifttest positief is, kan men dus vrijwel zeker zijn van een voorste kruisbandruptuur. Het is echter lastig om de test goed uit te voeren; in de meeste gevallen – ook bij een voorste kruisbandruptuur – is de pivot-shifttest negatief. De betrouwbaarheid neemt toe, naarmate men meer ervaring heeft in de uitvoering ervan.[7] **Pivot-shifttest**

---

* *Meer informatie over dit onderwerp is gepubliceerd in* Orthopedische Casuïstiek, *2004; casus K 104: een zeer sportieve 68-jarige vrouw met een sterk gezwollen knie, direct na een skitrauma (Dos Winkel).*

Aangeraden wordt om de lachman-test en de pivot-shifttest beide uit te voeren en de *pivot-shifttest* alleen te beoordelen als deze positief is; men is dan vrijwel 100% zeker van een ruptuur.

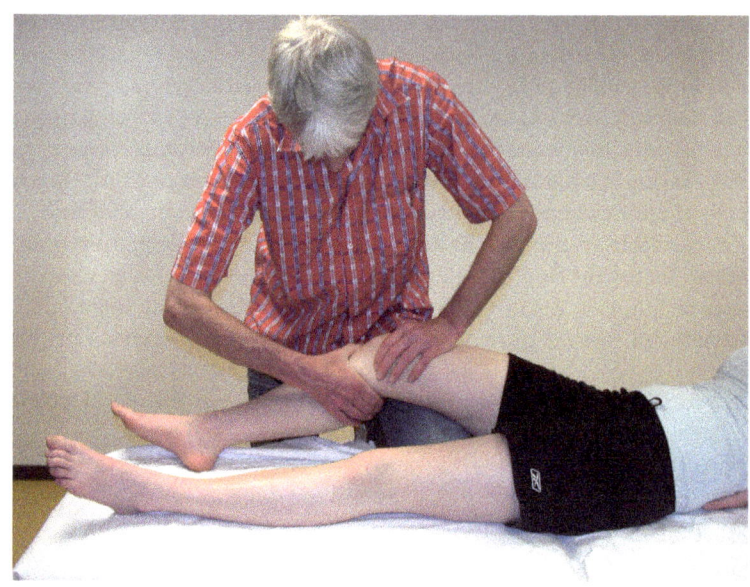

Figuur 5a-2
De lachman-test: het femur wordt gestabiliseerd met één hand, terwijl de knie van de patiënt in 20-30° flexie is. De andere hand van de onderzoeker pakt het posterieure aspect van het proximale deel van het onderbeen vast. Vervolgens wordt er een naar anterieur gerichte beweging van de tibia uitgevoerd. De test is positief als er een toegenomen translatie van het onderbeen naar anterieur met een zacht eindgevoel is in vergelijking met de andere zijde (Benjaminse et al., 2007).[8] Deze illustratie toont een uitvoering waarbij het bovenbeen van de patiënt ondersteund wordt door de knie van de onderzoeker.

Een voorstekruisbandlaesie gaat vaak samen met ligamentletsel, meniscusletsel en beschadiging van het gewrichtskraakbeen. Bij een gecombineerd letsel zal men uiteraard een complex van allerlei symptomen aantreffen.

> Kort na een voorstekruisbandletsel vindt men *artroscopisch* veel vaker een begeleidend *lateraal* meniscusletsel dan een mediaal meniscusletsel. Na een verse kruisbandruptuur is op MRI-opnamen echter tevens vaak letsel zichtbaar van de *mediale* meniscus. Meestal betreft het een klein perifeer longitudinaal ruptuurtje in de mediale meniscusachterhoorn;[1] dit type letsel blijft tijdens artroscopisch onderzoek gemakkelijk verborgen[10] en wordt waarschijnlijk pas in een later stadium manifest. Een knie die al *lange* tijd instabiel is als gevolg van een voorstekruisbandruptuur, vertoont namelijk dikwijls symptomatische *mediale* meniscusletsels.[11]

Beeldvorming

Een volledige voorstekruisbandlaesie is meestal goed zichtbaar op MRI. Een *partiële* voorstekruisbandlaesie is veel lastiger met een MRI te diagnosticeren.[12] De gouden standaard voor het diagnosticeren van een kruisbandletsel is dan ook de *artroscopie*. Wanneer het verhaal van de

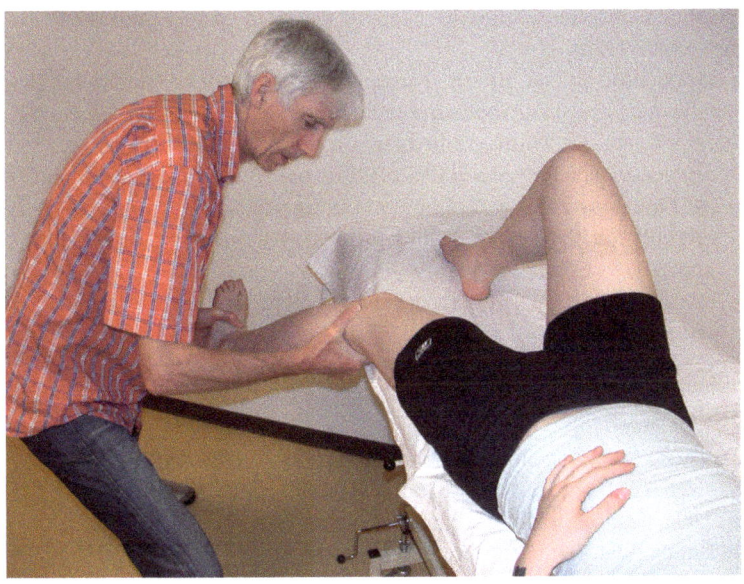

Figuur 5a-3
De pivot-shifttest: de knie is in extensie en wordt opgepakt bij de enkel met de ipsilaterale hand van de onderzoeker. Deze hand endoroteert en flecteert de knie vanuit volledige extensie, terwijl er ook een valgusstress wordt uitgeoefend met de contralaterale hand tegen de laterale zijde van het proximale deel van de tibia. Het terugkomen van het naar anterieur gesubluxeerde laterale tibiaplateau naar de originele positie, veroorzaakt door de tractus iliotibialis, indiceert een positieve pivot-shift (Benjaminse et al., 2007).[8,9] Deze illustratie toont een uitvoering waarbij het bovenbeen van de patiënt rust op de behandelbank; deze relatief milde uitvoering wordt door een patiënt met 'vers' letsel beter verdragen.

patiënt wijst op een voorstekruisbandletsel en bij klinisch onderzoek de lachman-test positief is, past men gewoonlijk een kijkoperatie toe. Het vooraf maken van een MRI-scan heeft niet of nauwelijks invloed op de beslissing of de artroscopie wel of niet moet doorgaan.[13]

Conservatieve behandeling

Wanneer de patiënt een passief leven leidt, relatief oud is en geen plannen heeft om intensief te gaan sporten, wordt meestal *niet* geopereerd. Van belang is ook of de patiënt een subjectief gevoel van instabiliteit ervaart in het dagelijks leven. Conservatieve behandeling bestaat uit:
– spierversterkende oefeningen; vooral de hamstrings kunnen de verloren gegane stabiliteit van de voorste kruisband tegengaan;
– stabiliserende oefeningen;
– coördinatietraining;
– indien van toepassing: sportspecifieke training.

Operatieve behandeling

Wanneer de patiënt een actief leven leidt, jong is, veel sport en bovendien een subjectief gevoel van instabiliteit ervaart dan wordt bijna altijd geopereerd. Ook als een minder sportief iemand in het dagelijks leven een gevoel van instabiliteit ervaart en conservatief beleid gefaald heeft, kan men overwegen te opereren. Belangrijk is wel dat de patiënt bereid is een langdurig revalidatieprogramma te volgen na de operatie. Voor jonge personen duurt de revalidatie zeker vijf maanden en voor oudere kan dit het dubbele zijn.

De operatie bestaat uit een voorste kruisbandplastiek.* Hierbij wordt een 'voorste kruisband' operatief in de knie aangebracht. Het weefsel dat hiervoor gebruikt wordt kan bestaan uit:
- een deel van de kniepees al dan niet met een stukje bot aan de uiteinden (BPTB = Bone Patellar Tendon Bone autograft: *zie figuur 5-1 en 5-2*);
- een deel van de pees van de m. semitendinosus en de m. gracilis (autograft);
- een allograft; deze kan bestaan uit een patellapees al of niet met bot, of een achillespees;
- een kunststof pees (wordt niet meer toegepast, omdat deze bijna altijd verloren gaat).

De eerste twee mogelijkheden worden het meest toegepast. In het geval van een BPTB autograft wordt een stukje bot van de apex patellae en van de tibia 'geoogst'; met deze uiteinden kan men de pees beter fixeren in femur en tibia. Het gaat echter ten koste van de sterkte van de oogstplaats: men mist immers een stukje patella en een stukje tuberositas tibiae.

Overwegingen die een rol spelen bij de keuze voor BPTB of hamstring:
- Met een BPTB is een betere fixatie te realiseren, vooral in de tibia.
- Een BPTB geeft een wat betere *stabiliteit* dan de hamstring-autograft (ondanks het feit dat de hamstring-autograft sterker is). De lachman-test wordt met een BPTP beter genormaliseerd dan bij de hamstring-graft.
- Bij de BPTB ontstaat een zwakke oogstplaats (patellapees en inserties). Veel patiënten met een voorste kruisbandruptuur krijgen na de operatie anterieure kniepijn. Deze patiënten ruilen instabiliteit in voor kniepijn, wat zij niet altijd als een verbetering ervaren. Anterieure kniepijn wordt vaak geprovoceerd bij kruipen en op de knieën zitten. Personen die vaak op de knieën zitten kan men dan ook beter met een hamstringgraft opereren.
- Wanneer een hamstringgraft wordt gebruikt (m. semitendinosus) ontstaat een verlies aan flexie- en endorotatiekracht. Dit verlies is circa 15% en kan als probleem ervaren worden tijdens sprinten. Verder ontstaat de eerste maanden na de operatie een verzwakking van de heupextensie, maar deze blijkt na twaalf maanden niet meer aantoonbaar.[14] Sprinters zijn vaak meer gebaat met een patellagraft.
- De hamstringautograft is sterker dan een graft van de patellapees. Een hamstringautograft is zelfs sterker dan een eigen (gezonde) voorste kruisband.

---

* Plastiek = *operatief herstel van een orgaan of lichaamsdeel. Grieks: plastikè = vormkunst.*

Contralaterale graft

Bij een kruisbandoperatie wordt in feite een extra letsel aangebracht in de aangedane knie, namelijk het oogsten van een graft; daarom gebruikt Shelbourne (2007)[15] als patella-autograft de pees van de *contralaterale* knie. Zijn argument hierbij is dat de optimale revalidatie van de oogstplaats verschilt van die van de geïmplanteerde graft.
- Revalidatie van de geïmplanteerde graft vraagt vooral: antizwelling, mobilisatie tot de normale bewegingsuitslagen, gedoseerde opbouw van de belasting aangepast aan de belastbaarheid van de graft.
- Revalidatie van de patella-donorplaats bestaat vooral uit krachttraining om de trekkracht van de patellapees te vergroten.

Complicaties

Een kruisbandoperatie is technisch lastig uit te voeren. De chirurg moet tijdens de operatie zeer nauwkeurig de plaats bepalen waar de pees vastgezet moet worden. Ook de mate van spanning van de pees is belangrijk. Kleine afwijkingen hierin leiden snel tot een slecht klinisch resultaat. Beruchte complicaties zijn een verlies aan stabiliteit en beperkingen in het buigen of strekken van de knie. Wanneer de graft onvoldoende stabiliteit geeft, wordt de kans op een ruptuur groter. Strek- en buigbeperkingen kunnen ontstaan door een te strakke graft in combinatie met een verkeerde positie van de graft. Ook kan bindweefselvorming in het gewricht leiden tot een eindstandige strekbeperking. Dit laatste is eventueel artroscopisch te verhelpen. Overmatige littekenvorming in het gewricht noemt men artrofibrose. Deze conditie ontstaat gemakkelijker als relatief snel na het trauma geopereerd wordt, nog voordat de – door het letsel ontstane – inflammatie is uitgedoofd.[16]

Wanneer een graft ruptureert wordt in sommige gevallen opnieuw geopereerd. De resultaten van een revisie zijn echter gemiddeld slechter dan die van een eerste operatie.

In zeldzame gevallen ontstaat een intra-articulaire bacteriële infectie. Wanneer infectie optreedt, dient men deze zo snel mogelijk te behandelen met antibiotica en het gewricht te 'spoelen'.[17] Pus in een gewricht verzwakt namelijk al na een week het gewrichtskraakbeen en in sommige gevallen (circa 10%) moet de graft worden verwijderd.

Andere zeldzame complicaties zijn: diepe veneuze trombose, stressfractuur van het femur en posttraumatische dystrofie.

Een geopereerde knie krijgt nooit meer dezelfde stabiliteit als voorheen. In het beste geval wordt circa 95% van de oorspronkelijke stabiliteit herwonnen. Een kruisbandoperatie kan namelijk niet exact de anatomie herstellen van een 'eigen' kruisband. Het gevolg is dat er tijdens bepaalde (sport)activiteiten schuifklachten optreden in de knie, wat op lange termijn leidt tot een vervroegde artrose; meestal ontstaat de eerste kraakbeenslijtage in het mediale compartiment van de knie. De patiënt die graag nog op hoog niveau sport bedrijft, moet zich deze risico's realiseren. Het sporten op minder hoog niveau of het kiezen van een veiliger sport na een voorste kruisbandoperatie kan recidieven voorkomen en het ontstaan van artrose vertragen.

Metaplasie* van pees tot ligament

Na het implanteren van een pees in het kniegewricht ondergaat de pees morfologische veranderingen en gaat deze steeds meer lijken op een ligament. Dit wordt ook wel 'ligamentisering'** genoemd.[18] De eerste twee maanden is er een toename van fibroblasten in het peesweefsel; deze fibroblasten produceren de daaropvolgende tien maanden nieuw collageen III, een tijdelijk 'reparatiecollageen', terwijl necrose plaatsvindt in andere delen van de autograft. In dezelfde tijd (vanaf circa twee maanden) ontstaat ingroei van bloedvaten binnen in de 'pees'. Daarna duurt het nog twee jaar voordat volledige remodellering heeft plaatsgevonden tot een nieuwe voorste kruisband waarin voornamelijk collageen type I te vinden is. Het volledige proces van metaplasie – van pees tot een ligament – duurt dus drie jaar.[19] De *revalidatie* duurt meestal een half jaar; dat betekent dus dat terugkeer naar sport gewoonlijk plaatsvindt lang voordat volledige ligamentisering heeft plaatsgevonden.

Revalidatie

De kwaliteit van de revalidatie bepaalt in hoge mate het resultaat van de operatie. Lange tijd werd verondersteld dat een goede revalidatie ongeveer een jaar moet duren. Gebleken is dat een veel snellere opbouw in de belasting voor de meeste patiënten zonder risico mogelijk is; een veel kortere revalidatie (5-6 maanden) is in de meest gevallen voldoende om optimaal resultaat te bereiken.

> Shelbourne et al. (2000)[21] deden vergelijkend onderzoek naar de resultaten van een voorstekruisbandreconstructie bij patiënten met, en patiënten zonder meniscus- en/of kraakbeenletsels. Zoals verwacht bleek het langetermijnresultaat na de operatie veel beter te zijn wanneer er sprake was van intacte menisci en intact gewrichtskraakbeen. Bij dit onderzoek waren ook patiënten die toegaven dat zij zich *niet* trouw aan het strenge revalidatieprogramma hadden gehouden maar op eigen initiatief de belasting veel sneller hadden opgebouwd. Opvallend was dat juist deze 'non-compliant'*** patiënten veel sneller hun kracht herwonnen en veel

---

* *Metaplasie: omvorming van een bepaald type weefsel in een ander type weefsel.*
** *Engels: ligamentization.*
*** *Compliance = therapietrouw.*

sneller hun dagelijkse bezigheden konden hervatten zonder dat sprake was van 'graft-failure'.[2]

Het subjectieve eindresultaat is gemiddeld *slechter* wanneer sprake is van (in volgorde van belang):[20]
- blijvende mobiliteitsbeperkingen (meer dan 2° extensie en/of meer dan 5° flexie);
- partiële of totale mediale meniscectomie;[21]
- partiële of totale laterale meniscectomie;[21]
- kraakbeenletsel;[21]
- te snelle operatie na het letsel. Dit geeft meer risico op artrofibrose met bewegingsbeperkingen.[20,22,23]

De revalidatie bestaat uit de volgende algemene onderdelen die elkaar min of meer opvolgen in tijd:[20]

Preoperatief:
- hydrops elimineren;
- mobiliteit herstellen;
- optimale controle over het been.

Postoperatief:
- antizwelling;
- mobiliteit herstellen;
- krachttraining; een probleem hierbij is vaak dat de zwelling terugkeert;
- proprioceptieve training, reactiesnelheid;
- sportspecifieke training;
- terugkeer naar het sportveld.

Richtlijn bij het opbouwen van de belasting

De kunst is om de juiste dosering te vinden bij het belasten* van de knie. Over het algemeen voelt de patiënt tamelijk goed aan wat de knie kan verdragen; het functioneel belasten van de knie op geleide van de pijn wordt dan ook aanbevolen. Meestal kan de patiënt een week na de operatie zonder krukken lopen. Daarna moet het looppatroon nog worden verbeterd. Wandelen en lopen op de loopband (al of niet met een hellingshoek) zijn mogelijkheden hiervoor. Na circa zes weken kan men beginnen met *buiten fietsen* en *voorzichtig joggen*. Na twee maanden kan voorzichtig worden begonnen met sportspecifieke training. Na vier maanden wordt veel aandacht besteed aan sportspecifieke behendigheid en opbouw van de belasting tot normaal sportniveau.

---

* *Ideeën voor concrete oefeningen zijn te vinden in*: Orthopedische Casuïstiek, 1994 (OS 4). Revalidatie na voorste kruisbandletsel Triple Loop (= modificatie volgens Martens van de mcIntosh-operatie) (Guy Peeters). Orthopedische casuïstiek, 1994 (OS5): Oefenprogramma na reconstructie voorste kruisband Triple Loop (4 weken na de operatie) (Guy Peeters).

Er bestaan grote individuele verschillen in de snelheid van revalidatie. Jonge personen blijken gemiddeld sneller te revalideren dan oudere. Men moet de in dit hoofdstuk genoemde termijnen dan ook beschouwen als een richtlijn.

Antizwelling Het bestrijden of voorkomen van een hydrops tijdens de revalidatie is lastig. Overenthousiaste fysio-, kinesi- en bewegingstherapeuten zullen eerder een hydrops *veroorzaken* dan bestrijden. Het juist doseren van de belasting op de knie is de meest effectieve methode bij het bestrijden van een hydrops. Cryotherapie (ijs) werkt weliswaar pijndempend maar vermindert een hydrops niet.[24] De mate van hydrops bepaalt mede de snelheid waarmee gerevalideerd kan worden.

Mobiliteit Direct na de operatie kan men beginnen met voorzichtige passieve en actieve mobilisaties van het kniegewricht inclusief het patellofemorale gewricht.

Hoewel er grote individuele verschillen bestaan in mobiliteitswinst, kan men uitgaan van de volgende termijnen:
- Een week na de operatie is ongeveer 90° flexie mogelijk.
- Twee maanden na de operatie: ongeveer 130°.
- Vier maanden na de operatie is de mobiliteit hersteld.

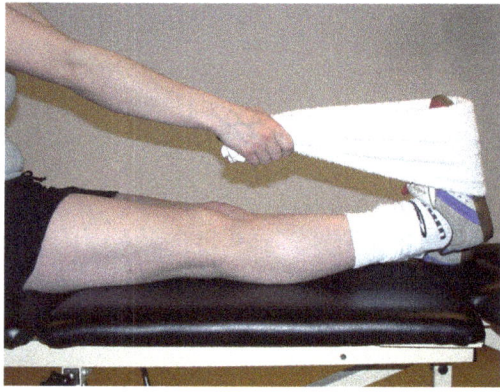

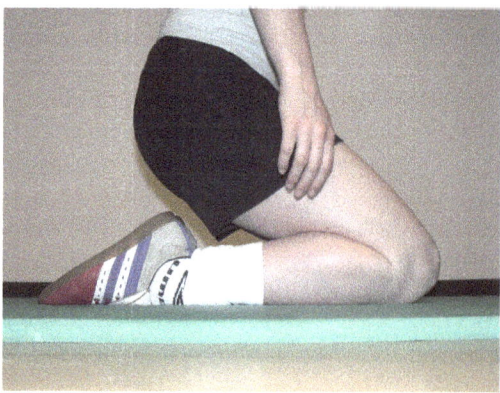

Figuur 5a-4 en 5a-5
Volledige (hyper)extensie en flexie zijn essentieel voor een goed resultaat van de revalidatie (naar Shelbourne en Klotz, 2006).[20]

Eerste week

Gedurende de eerste week wordt zeer licht 'getraind':
– open keten: trainen zonder weerstand tussen 90° en 40° flexie.
– gesloten keten (squats): trainen tussen 0 en maximaal 60° flexie.

Eerste week tot twee maanden

Na de eerste week kan men de belasting geleidelijk opbouwen door middel van gewichten, weerstand en het vergroten van de range of motion (ROM). Gewoonlijk kan men twee maanden na de operatie tussen 0° en 90° trainen bij zowel de gesloten als de open ketenoefeningen. Tot twee maanden worden relatief veel herhalingen toegepast en weinig weerstand.

Twee maanden tot vier maanden

Na twee maanden wordt meer op kracht getraind: minder herhalingen en meer weerstand.
Na twee maanden kan men ook voorzichtig *beginnen* met plyometrische oefeningen (sprongvormen).

Na vier maanden moet de situatie zodanig zijn dat de patiënt voor het dagelijks leven weer normaal functioneert; de therapie is nu gebaseerd op veilige opbouw van sportspecifieke training om de patiënt weer op het gewenste niveau te krijgen. Het type training hiervoor is afhankelijk van het type sport dat de patiënt beoefent. Vaak betreft het plyometrische oefeningen, stabiliteitstraining, wendbaarheid, coördinatie, remmen, versnellen en sprinten en dergelijke.

Literatuur

1 Lohmander LS, Englund PM, Dahl LL, Roos EM. The long-term consequence of anterior cruciate ligament and meniscus injuries: osteoarthritis. Am J Sports Med 2007 Oct;35(10):1756-69.
2 Hinterwimmer S, Engelschalk M, Sauerland S, Eitel F, Mutschler W. [Operative or conservative treatment of anterior cruciate ligament rupture: a systematic review of the literature] Unfallchirurg 2003 May;106(5):374-9.
3 Prodromos CC, Han Y, Rogowski J, Joyce B, Shi K. A meta-analysis of the incidence of anterior cruciate ligament tears as a function of gender, sport, and a knee injury-reduction regimen. Arthroscopy 2007 Dec;23(12):1320-1325.e6.
4 Frobell RB, Lohmander LS, Roos HP. Acute rotational trauma to the knee: poor agreement between clinical assessment and magnetic resonance imaging findings. Scand J Med Sci Sports 2007 Apr;17(2):109-14.
5 Benjaminse A, Gokeler A, Schans CP van der. Clinical diagnosis of an anterior cruciate ligament rupture: a meta-analysis. J Orthop Sports Phys Ther 2006 May;36(5):267-88.

6 Rosenberg TD, Rasmussen GL. The function of the anterior cruciate ligament during anterior drawer and Lachman's testing. An in vivo analysis in normal knees. Am J Sports Med 1984 Jul-Aug;12(4):318-22.
7 Solomon DH, Simel DL, Bates DW, Katz JN, Schaffer JL. The rational clinical examination. Does this patient have a torn meniscus or ligament of the knee? Value of the physical examination. JAMA 2001 Oct 3;286(13):1610-20.
8 Benjaminse A, Gokeler A, van der Schans CP. Klinische diagnostiek van een voorste-kruisbandruptuur, een meta-analyse. Stimulus 2007;2:176.
9 Galway RD, Beaupré A, MacIntosh DL. Pivot shift: a clinical sign of symptomatic anterior cruciate ligament insufficiency. J Bone Joint Surg [Br] 1972; 54-B:763-4.
10 Rappeport ED, Mehta S, Wieslander SB, Lausten GS, Thomsen HS. MR imaging before arthroscopy in knee joint disorders? Acta Radiol 1996 Sep; 37(5):602-9.
11 Cipolla M, Scala A, Gianni E, Puddu G. Different patterns of meniscal tears in acute anterior cruciate ligament (ACL) ruptures and in chronic ACL-deficient knees. Classification, staging and timing of treatment. Knee Surg Sports Traumatol Arthrosc 1995;3(3):130-4.
12 Vahlensieck M, Genant HK, Reiser M. MRI of the musculoskeletal system. Stuttgart, New York: Thieme, 2000:174-82.
13 Bridgman S, Richards PJ, Walley G, MacKenzie G, Clement D, McCall I, Griffiths D, Maffulli N. The effect of magnetic resonance imaging scans on knee arthroscopy: randomized controlled trial. Arthroscopy 2007 Nov;23(11): 1167-73.e1.
14 Geoghegan JM, Geutjens GG, Downing ND, Colclough K, King RJ. Hip extension strength following hamstring tendon harvest for ACL reconstruction. Knee 2007 Oct;14(5):352-6.
15 Shelbourne KD, Vanadurongwan B, Gray T. Primary anterior cruciate ligament reconstruction using contralateral patellar tendon autograft. Clin Sports Med 2007 Oct;26(4):549-65.
16 DeHaven KE, Cosgarea AJ, Sebastianelli WJ. Arthrofibrosis of the knee following ligament surgery. Instr Course Lect 2003;52:369-81.
17 Binnet MS, Başarir K. Risk and outcome of infection after different arthroscopic anterior cruciate ligament reconstruction techniques. Arthroscopy 2007 Aug;23(8):862-8.
18 Amiel D, Kleiner JB, Roux RD, Harwood FL, Akeson WH. The phenomenon of 'ligamentization': anterior cruciate ligament reconstruction with autogenous patellar tendon. J Orthop Res 1986;4(2):162-72.
19 Deehan DJ, Cawston TE. The biology of integration of the anterior cruciate ligament. J Bone Joint Surg Br 2005 Jul;87(7):889-95.
20 Shelbourne KD, Klotz C. What I have learned about the ACL: utilizing a progressive rehabilitation scheme to achieve total knee symmetry after anterior cruciate ligament reconstruction. J Orthop Sci 2006 May;11(3):318-25.
21 Shelbourne KD, Gray T. Results of anterior cruciate ligament reconstruction based on meniscus and articular cartilage status at the time of surgery. Five- to fifteen-year evaluations. Am J Sports Med 2000 Jul-Aug;28(4):446-52.
22 Shelbourne KD, Wilckens JH, Mollabashy A, DeCarlo M. Arthrofibrosis in

acute anterior cruciate ligament reconstruction. The effect of timing of reconstruction and rehabilitation. Am J Sports Med 1991 Jul-Aug;19(4):332-6.
23 Mohtadi NG, Webster-Bogaert S, Fowler PJ. Limitation of motion following anterior cruciate ligament reconstruction. A case-control study. Am J Sports Med 1991 Nov-Dec;19(6):620-4.
24 Raynor MC, Pietrobon R, Guller U, Higgins LD. Cryotherapy after ACL reconstruction: a meta-analysis. J Knee Surg 2005 Apr;18(2):123-9.

6 'Groeipijn' in de knie bij een vijftienjarige voetballer*

Dos Winkel

Sinds vier maanden klaagde een zeer enthousiaste getalenteerde voetballer over belastingsafhankelijke pijn in zijn linkerknie tijdens het sporten. Hij bezocht hiervoor verschillende malen zijn huisarts, die steeds opnieuw de 'diagnose' 'groeipijnen' stelde. Deze 'diagnose' werd gesteld op basis van de anamnese. Een functieonderzoek werd nooit uitgevoerd. Sporten was inmiddels onmogelijk geworden.

Status praesens

Diffuse, diep gevoelde pijn in de linkerknie, die alleen tijdens belasting optreedt en in rust vrijwel direct weer verdwijnt. Een enkele maal heeft patiënt 's nachts pijn. De knie kraakt niet en is nooit warm of gezwollen. Patiënt zakt ook nooit door de knie.

Interpretatie

Op deze leeftijd denkt men in de eerste plaats aan osteochondrosis dissecans. De nachtelijke pijn is niet altijd aanwezig, wat een osteoïd osteoom onwaarschijnlijk maakt, maar men dient er wel rekening mee te houden. Een aandoening van het spierpeesapparaat is zeer onwaarschijnlijk, omdat de pijn ná belasting direct verdwijnt. De pijnlokalisatie is atypisch voor aandoeningen van de contractiele structuren in het algemeen en eveneens atypisch voor een aandoening van het patellofemorale gewricht. Anamnestisch wordt dus vooral aan botletsel gedacht. Na het klinisch onderzoek zal röntgenonderzoek uitgevoerd dienen te worden.

Inspectie

Geen bijzonderheden, met name geen standafwijkingen van voeten, onder- en bovenbenen. Normale stand van de patellae. Geen zwelling, ook geen atrofie.

---

* Deze patiëntencasus is een bewerking van een eerder verschenen casus (K20) in Orthopedische Casuïstiek.

Palpatie

De lokale huidtemperatuur van de linkerknie is toch iets verhoogd. Normaal is de huidtemperatuur van de knie iets lager dan van het onder- en bovenbeen. Hier heeft de knie echter dezelfde temperatuur. Tevens is er een spoortje vocht in het gewricht. Er moet dus sprake zijn van een articulair probleem, waarschijnlijk uitgaande van het bot.

Functieonderzoek

Het standaard functieonderzoek is negatief.

Endorotatie van het onderbeen met de knie in 90° flexie is niet pijnlijk. Wanneer vanuit deze stand de knie enigszins gestrekt wordt, ontstaat direct de voor de patiënt herkenbare (maar nu lichte) pijn. Wordt op dat moment de knie geëxoroteerd, dan verdwijnt de pijn onmiddellijk. De pijn wordt nu duidelijker diep-lateraal aangegeven.

Interpretatie Tijdens endorotatie in flexie van de knie worden beide kruisbanden op rek gebracht. Hierdoor ontstaat compressie tussen tibiaplateau en femurcondyli. Wordt vanuit deze positie de knie langzaam gestrekt, dan wordt steeds een ander deel van de femurcondyli gecomprimeerd. Zodra pijn optreedt, wordt de knie geëxoroteerd, waardoor de spanning van de kruisbanden afneemt: de druk vermindert en de pijn verdwijnt.

Dit gegeven wijst op botletsel, gelokaliseerd in een van de femurcondyli, in dit geval de laterale femurcondylus. Osteochondrosis dissecans komt vooral voor in de mediale femurcondylus. De röntgenfoto's moeten hier uitsluitsel geven.

Aanvullend onderzoek

Röntgenfoto's tonen een groot defect in het posterieure aspect van de laterale femurcondylus van de linkerknie. Het betreft waarschijnlijk een osteochondrosis dissecans.
Om de diagnose te bevestigen en de omvang van het letsel beter te kunnen vaststellen wordt een computertomografisch onderzoek verricht, dat inderdaad de diagnose bevestigt. Het betreft een omvangrijke osteochondrotische haard in het posterieure aspect van de laterale femurcondylus van de linkerknie.

Diagnose

Osteochondrosis dissecans in de laterale femurcondylus van de linkerknie

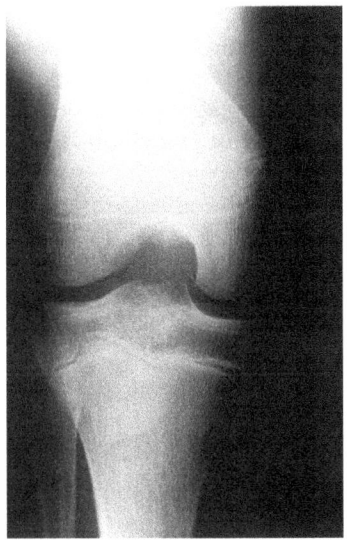
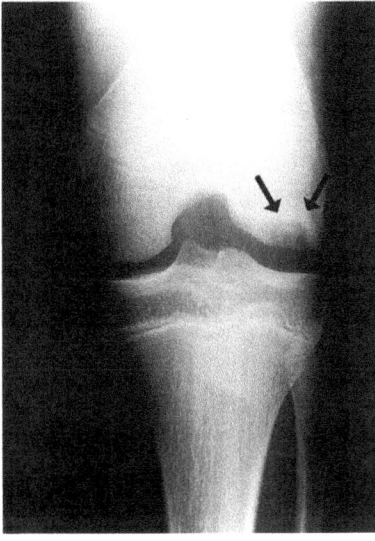

Figuur 6-1
Conventionele voor-achterwaartse röntgenopname toont een groot defect in de laterale femurcondylus.

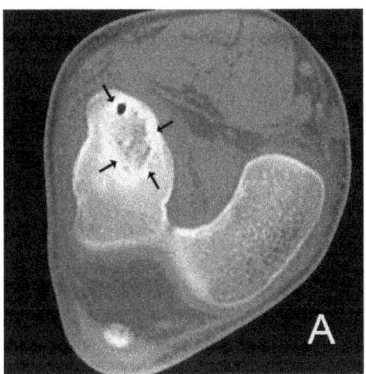
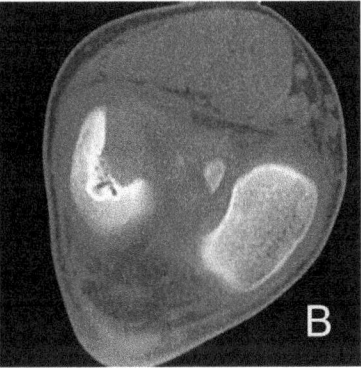

Figuur 6-2A
A: computertomogram toont een grote osteochondrotische haard in het posterieure aspect van de laterale femurcondylus.
B: computertomogram, 2 mm verder distaal dan de coupe van afbeelding A.

Therapie

Omdat patiënt onmogelijk nog kon sporten en het letsel vrij uitgebreid was, besloot men tot een artroscopische ingreep.

Het grote gedisseceerde osteochondrale fragment dat zich in het gewichtdragende deel van het kniegewricht bevond, werd gefixeerd. Vroeger gebeurde dit artrotomisch en met metalen pinnen of schroeven, tegenwoordig doet men het artroscopisch met resorbeerbare pinnen.
Genezing duurt gemiddeld drie tot vijf maanden.

Follow-up

Postoperatief wordt drie weken in een gipsverband geïmmobiliseerd. Daarna wordt nog twee maanden ontlast (lopen met krukken). Er blijft een sportverbod totdat röntgenologisch (het liefst door middel van een CT-scan) kan worden aangetoond dat het letsel volledig is genezen.

Bij kleine letsels in het niet-gewichtdragende gedeelte van het gewricht en in geval van loslating of onmogelijkheid tot refixatie, wordt het fragment artroscopisch verwijderd en wordt de dan verkregen holte 'schoongemaakt' en opgevuld met fibreus donorkraakbeen.

6a Addendum: osteochondritis (osteochondrosis) dissecans (De ziekte van König)*

Koos van Nugteren

Inleiding

Een osteochond*ritis* dissecans** (in feite betreft het een osteochond*rosis*) is een gewrichtsaandoening waarbij een ischemische necrose optreedt van een deel van het subchondrale bot. Aanvankelijk blijft het gewrichtskraakbeen vitaal (het ontvangt voeding vanuit de synovia), maar in een later stadium kan samen met de necrotische bothaard ook het overliggende gewrichtskraakbeen beschadigd raken. Bij een echte 'dissecans' laat het aangedane botfragment met het bijbehorende kraakbeen los. Deze 'schol' komt dan als corpus liberum in het gewricht te liggen. Het komt meer voor bij jongens dan bij meisjes en bestaat in ongeveer 25% bilateraal. Men treft deze aandoening het meest aan bij tieners en jongvolwassenen. Patiënten jonger dan tien jaar worden zelden gezien. Ook patiënten die ouder dan twintig en jonger dan veertig jaar zijn, kunnen een osteochondrosis dissecans hebben, die jarenlang symptoomloos kan bestaan, maar als gevolg van zware belasting van het gewricht toch plotseling klachten kan veroorzaken.

Een osteochondrosis dissecans (OD) wordt bij de westerse bevolking het meest frequent aangetroffen in het kniegewricht: predilectieplaats in de knie is het posterolaterale deel van de mediale femurcondylus. Na de knie volgen respectievelijk de elleboog en het bovenste spronggewricht. Soms komt het voor op andere plaatsen, zoals in het heupgewricht en in de patella. Meestal ontstaat de aandoening in het convexe deel van het gewricht. Oorzaak van de aandoening is niet bekend, hoewel er vele theorieën over bestaan. Gedacht wordt onder meer aan genetische, traumatische, vasculaire, bacteriële, en hormonale oorzaken. Het meest waarschijnlijk is toch, dat zowel aanleg voor de aandoening als traumatische en/of microtraumatische factoren een rol spelen bij het ontstaan van een osteochondrosis (dissecans). Ongeveer 30% van de patiënten met een OD heeft laesies op meerdere locaties, wat erop wijst dat een zekere gevoelig-

---

* Deze patiëntencasus betreft een bewerking van een eerder verschenen casus (E24A) in Orthopedische Casuïstiek.
** Dissecans = weefselsplijtend. In dit verband wordt de term gebruikt voor een losliggend osteochondraal fragment.

heid voor de aandoening een rol kan spelen. Patiënten met OD van de enkel en de knie doen opvallend vaak aan sportactiviteiten die de onderste extremiteiten zwaar belasten. Mensen met een OD aan de elleboog ondergaan vaak hoge belastingen aan de bovenste extremiteiten, of door sport of door hun werkzaamheden. Verder zijn dikwijls andere mechanische factoren aan te wijzen als mogelijke (mede)oorzaak: zo ziet men opvallend vaak een varusstand van de knie, een valgusstand van de elleboog of een laterale bandinstabiliteit van de enkel bij OD in het betreffende gewricht.

Metingen naar belastingen op de verschillende delen van het gewricht tonen aan dat de delen die de grootste krachten te verwerken krijgen het meest frequent zijn aangedaan.[1] Vooral overgangsgebieden van druk- en trekbelastingen in het gewricht blijken voorkeursplaatsen te zijn voor OD. Krachten op een gewricht door belastingen worden behalve door elastische vervorming van het kraakbeen deels ook opgevangen door het subchondrale bot. Hierdoor zouden microfracturen kunnen ontstaan. Indien de belastingen blijven voortduren, dan is de kans gering dat het subchondrale bot geneest; vervolgens grenst zich een avasculair necrotisch gebied af in het subchondrale bot, dat later kan losraken van de omgeving: een 'dissecans' en dan is een corpus liberum dan een feit.

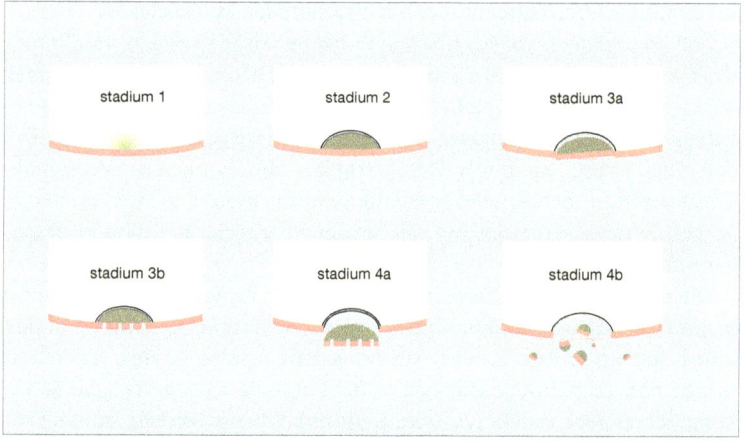

Figuur 6a-1
Schematische voorstelling van de osteochondrotische veranderingen in de verschillende stadia van de aandoening. Per stadium zijn diverse varianten mogelijk (naar J. Bruns).

Er zijn vier stadia te onderscheiden:[2]
1 de beginnende subchondrale osteonecrose;
2 een osteonecrose waarin zich een begrenzing aftekent met het omringende botweefsel;
3 een 'dissecans in situ': het botfragment met het overliggende kraakbeen heeft zich volledig afgegrensd van het omringende bot- en kraakbeenweefsel, maar het ligt nog wel (min of meer) op de plaats;
4 een volledige loslating, al of niet met meerdere osteochondrotische fragmenten: de 'dissecans' is een feit.

Klinisch vindt men onder meer: belastingsafhankelijke (stekende) pijn, wisselende hydrops, pseudoslotverschijnselen (na wat uitproberen en schudden, kan het gewricht vaak toch weer goed bewegen) of, vooral indien er sprake is van een 'dissecans' ook echte slotverschijnselen. Verder kan het gevoel bestaan (in geval van de knie) van door de knie zakken. De mate van slotverschijnselen is niet altijd te relateren aan het stadium van de aandoening.

De klachten kunnen zeer wisselend zijn. Bij het functieonderzoek kan men zowel een capsulaire als een niet-capsulaire bewegingsbeperking vinden; de ernst ervan is afhankelijk van de mate van gewrichtsirritatie en van een eventuele inklemming.

Beeldvormende diagnostiek bestaat vooral uit conventioneel röntgenonderzoek en MRI, waarbij met MRI ook al in het beginstadium de diverse veranderingen in het bot uitstekend zichtbaar te maken zijn. Skeletscintigrafie bezit weliswaar een hoge mate van *sensitiviteit* (toont snel aan dat er iets mis is), maar is weinig *specifiek* wat betreft de aard van de aandoening.

Artroscopie heeft als diagnostisch middel het nadeel dat het een invasieve maatregel betreft die complicaties met zich kan meebrengen. Bovendien is voor de kleinere gewrichten veel artroscopische ervaring nodig om schade aan het gewricht te vermijden. Voordeel: men kan het gewricht ook op eventueel andere schade beoordelen en zo nodig direct artroscopisch behandelen.

Therapie

Essentie van de therapie: het terugdringen van de subchondrale necrose, waarbij zoveel mogelijk schade aan kraakbeen wordt voorkomen.

In stadium 1 en 2 wordt in eerste instantie conservatieve therapie toegepast. De aandoening is in deze stadia in het subchondrale bot gelokaliseerd, waarbij het overliggende kraakbeen nog vitaal is; dit kraakbeen ontvangt zijn voeding vanuit de synovia.

Conservatief

Jonge mensen bij wie het skelet nog niet uitgegroeid is, hebben nog open groeischijven van waaruit botgroei plaatsvindt. Bij hen vindt vaak spontaan herstel van het aangedane gebied plaats. Gedoseerd belasten is veelal voldoende om de situatie te herstellen. Verandering van werkzaamheden en/of sportactiviteiten kan noodzakelijk zijn. Het nut van immobilisatie of toepassing van braces is twijfelachtig. Het verstoort de gewrichtsfysiologie, de manier van kraakbeenbelasting en de proprioceptie. Indien belasten niet goed meer mogelijk is, kan nog gedacht worden aan CPM (continuous passive motion). Een (aangepaste) fysiologische belasting geeft echter vermoedelijk nog de beste prikkel voor herstel van het aangedane botweefsel. Verder kan training van de proprioceptie nuttig zijn om traumata (enkelgewricht!) te voorkomen. Fysiotherapeuten kunnen hierin een begeleidende rol vervullen. Belangrijk hierbij is om de patiënt goed te informeren over de aandoening, duidelijk te maken dat het aangedane gewricht ontzien dient te worden wat betreft hoge herhaalde belastingen (vermoedelijk het ontstaansmechanisme van de aandoening) en mogelijkheden aan te reiken voor goed gedoseerde belastingen op het gewricht.

Bij jonge mensen (met nog actieve groeischijven) dient conservatieve therapie minstens een half jaar volgehouden te worden, aangezien de kans op spontaan herstel groot is. Bij volwassenen geldt hiervoor een periode van zes tot acht weken. Indien dan nog geen herstel heeft plaatsgevonden, is operatieve behandeling geïndiceerd.

Operatief

Operatief (al of niet met behulp van artroscopie) ingrijpen wordt toegepast indien conservatieve behandeling in stadium 1 en stadium 2 onvoldoende heeft opgeleverd. In stadium 3 en 4 wordt altijd operatief behandeld. Afhankelijk van het stadium, de grootte van het defect en de leeftijd van de patiënt, zijn allerlei operatieve technieken beschreven.

- Indien het gewrichtskraakbeen nog intact is zoals in stadium 1 en 2, kan men proberen het aangedane botweefsel 'achterlangs' (dus niet door het kraakbeen heen) aan te boren en uit te ruimen. Deze zogeheten retrograde operatietechniek heeft het voordeel dat het gewrichtskraakbeen volledig intact blijft. Zo nodig kan het uitgeruimde deel in (bijvoorbeeld) de femurcondylus opgevuld worden met lichaamseigen spongieus botweefsel dat elders uit het femur wordt weggenomen.
- Het artroscopisch opboren door het kraakbeen en door de haard van de osteochondrosis heen tot in gezond botweefsel, met de bedoeling de bloedvoorziening te herstellen.
- Het fixeren van een nog (net) niet 'gediseceerd' fragment (dissecans in situ).
- Indien er *kleine* losse fragmenten zijn, dan kunnen deze artroscopisch worden verwijderd, en kan de bodem van het defect in het gewrichtsoppervlak (ook wel 'nidus' genoemd) worden opgeboord. Aangezien er kraakbeen verdwenen is, kan zich hier geen perfect gewrichtsoppervlak meer vormen. Fibreus kraakbeen kan het defect opvullen. Dit deel van het kraakbeen heeft nu echter geen gewichtdragende functie meer. Dat betekend dat het omringende kraakbeen (rondom de nidus) extra belast wordt; het risico op secundaire artrose op lange termijn wordt hierdoor vergroot.
- Indien *grote* fragmenten los liggen dan is het van groot belang deze terug te plaatsen en te fixeren. Soms heeft groei van het losse fragment plaatsgevonden, zodat dit eerst verkleind moet worden. Als het grote fragment verwijderd wordt zonder reconstructie van het defect in het gewrichtsoppervlak dan zal dat altijd leiden tot secundaire artrose.
- Als terugplaatsing van een groot fragment niet meer mogelijk is, bestaat de mogelijkheid het gewrichtsoppervlak te reconstrueren met behulp van kraakbeen van elders (autograft). Dergelijk kraakbeen kan bijvoorbeeld worden geoogst uit het niet-gewichtdragende deel van de femurcondylus of uit het ribkraakbeen.[3] Gebruik van ribkraakbeen heeft als voordeel dat gezonde gewrichten gespaard blijven. Het reconstrueren van het osteochondrotische defect met de geoogste autograft wordt een

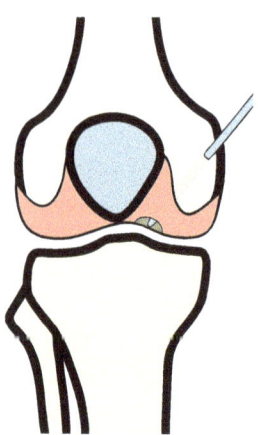

Figuur 6a-2
Principe van de 'retrograde' operatietechniek; het gewrichtskraakbeen blijft hierbij intact.

mozaïekplastiek genoemd. Recent onderzoek hiernaar toont goed resultaat,[4,5] vooral wat betreft de knie.[5]

Prognose

Er zijn veel factoren die de prognose beïnvloeden. De volgende zijn het meest belangrijk:
- Het stadium van de aandoening; stadium 1 heeft uiteraard de beste prognose.
- De leeftijd van de patiënt: hoe jonger de patiënt des te beter is de prognose. Hoe ouder des te slechter is de langetermijnprognose, vooral wat betreft gewrichtsdegeneratie.
- De grootte van het letsel; hoe groter het letsel, des te ongunstiger wordt de prognose.
- Bij operatief ingrijpen is het van belang hoeveel kraakbeen intact kan blijven.
- Indien bij operatief ingrijpen het kraakbeen niet intact kan blijven, is het van belang of het botfragment teruggeplaatst kan worden, hoe groot de beschadiging is die achterblijft, en of er veel osteosynthetisch materiaal gebruikt moet worden.

Literatuur

1 Bruns J. Osteochondrosis Dissecans. Der Orthopäde 1997;26:573-84.
2 Bruns J. Osteochondrosis Dissecans. Stuttgard: Enke, 1996.
3 Sato K, Nakamura T, Toyama Y, Ikegami H. Costal osteochondral grafts for osteochondritis dissecans of the capitulum humeri. Tech Hand Up Extrem Surg 2008 Jun;12(2):85-91.
4 Hangody L. The mosaicplasty technique for osteochondral lesions of the talus. Foot Ankle Clin 2003 Jun;8(2):259-73.
5 Miniaci A, Tytherleigh-Strong G. Fixation of unstable osteochondritis dissecans lesions of the knee using arthroscopic autogenous osteochondral grafting (mosaicplasty). Arthroscopy 2007 Aug;23(8):845-51.

7 In vijftien jaar toenemende knieklachten, begonnen na een trauma bij een 55-jarige vrouw

Koos van Nugteren

Met de fiets aan de hand wilde een 55-jarige vrouw een drukke verkeersweg lopend oversteken. Zij struikelde echter over een klein stoepje dat zij niet opgemerkt had en viel met fiets en al voorover op straat, vlak naast een voorbijrijdende vrachtwagen. Zij voelde hevige pijn in de rechterknie en was pas na vijf minuten in staat op te staan. Sterk mankend, met de fiets aan de hand wist zij haar dichtbijgelegen huis te bereiken. Hoewel zij nog dagenlang mank liep en de knie nog maandenlang flink pijn deed, ging zij niet naar een arts. De jaren die volgden bleef zij in meer of mindere mate wat last houden van de knie, vooral aan de mediale zijde. Geleidelijk werd de knie ook strammer en na circa tien jaar nam de pijn weer toe, zelfs zodanig dat normaal alternerend traplopen niet meer mogelijk was. Twaalf jaar na het trauma werden de eerste röntgenfoto's gemaakt. Deze toonden een forse versmalling van de mediale gewrichtsspleet (zie *figuur 7-1*). Patiënte kreeg pijnstillers en werd diverse keren intra-articulair geïnjecteerd. Toch werd de pijn in het daaropvolgende jaar alleen maar erger. Toen ook fietsen niet meer mogelijk was, besloot zij nogmaals medische hulp in te schakelen.

De situatie circa dertien jaar na het trauma

Patiënte heeft pijn in de knie, vooral aan de mediale zijde. In rust is de pijn gering, maar deze neemt sterk toe bij belasten. Alternerend traplopen is onmogelijk.

Status praesens

Inspectie

Het betreft een adipeuze vrouw. Patiënte weegt 106 kg en haar lichaamslengte is 176 cm. De BMI* is dus 34,2, wat veel te veel is. Patiënte loopt mank met een verkorte standfase van het aangedane been.

---

* BMI = *body mass index. Een gezonde BMI-waarde ligt tussen 20 en 25.*

Figuur 7-1
Twaalf jaar na het trauma: de röntgenfoto toont een forse versmalling van de mediale gewrichtsspleet.

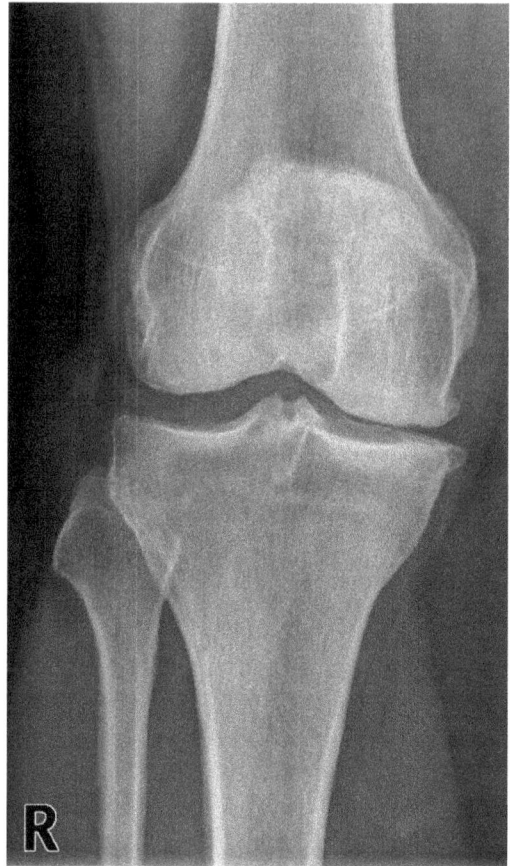

Algemene palpatie

De knie is sterk pasteus gezwollen en voelt warmer aan dan de niet-aangedane linkerknie.

Functieonderzoek

Passieve flexie is pijnlijk beperkt. Flexie is mogelijk tot circa 100°.
  Passieve extensie is circa 10° beperkt en pijnlijk.
  De stabiliteit van het gewricht is in orde.

Specifieke palpatie

Palpatie is enigszins lastig uit te voeren vanwege de pasteuze zwelling en het onderhuids vetweefsel. Drukpijn wordt vooral ervaren bij palpatie van de mediale gewrichtsspleet.

Interpretatie

Er is sprake van een capsulaire bewegingsbeperking, wat wijst op een artrose van het kniegewricht. Het functieonderzoek komt overeen met de bevindingen van de röntgenfoto die een jaar eerder is gemaakt. Hier is sprake van een artrose van het mediale compartiment van het kniegewricht.

Vermoedelijk is de artrose ontstaan door een *mediaal* meniscusletsel dertien jaar eerder. Een kniegewricht met een kapotte meniscus is niet meer congruent. Hoge belastingen van de ronde femurcondylus op het relatief platte mediale tibiaplateau resulteert gemakkelijk in kraakbeenbeschadiging en op lange termijn in artrose. Het hoge lichaamsgewicht heeft het ontstaan en verloop van de artrose vermoedelijk versneld.

Diagnose

Artrose van het mediale compartiment van het kniegewricht

Therapie

Het gewrichtskraakbeen van het mediale compartiment van de knie is nagenoeg verdwenen. Dit kan ook niet meer terugkomen. De artrose is onomkeerbaar; een endoprothese kan de knie weer goed belastbaar maken. Aangezien niet of nauwelijks sprake is van artrose aan de laterale zijde overweegt de orthopedisch chirurg een hemiprothese toe te passen, een endoprothese die alleen de mediale zijde van het kniegewricht vervangt. Hierbij worden alleen de mediale femurcondylus en het mediale tibiaplateau door een kunstgewricht vervangen. Opnieuw worden röntgenfoto's gemaakt. Deze tonen hetzelfde beeld als de foto's die een jaar eerder zijn gemaakt. Patiënte krijgt het advies om flink af te vallen en wordt op de lijst gezet voor een operatie die een jaar later plaatsvindt. Zij is dan 12 kg afgevallen en weegt 94 kg.

Follow-up

De operatie verloopt goed. De revalidatie duurt echter vrij lang, bijna een jaar, mogelijk als gevolg van het hoge lichaamsgewicht en de forse flexiecontractuur die zij *voor* de operatie had. Vooral deze flexiecontractuur blijft langdurig bestaan. Geleidelijk neemt de mobiliteit echter toe tot 130°, wat meer is dan men gewoonlijk na een *totale* knieprothese ziet. Pas na een jaar durft zij weer te fietsen.

Figuur 7-2
Hemiprothese.

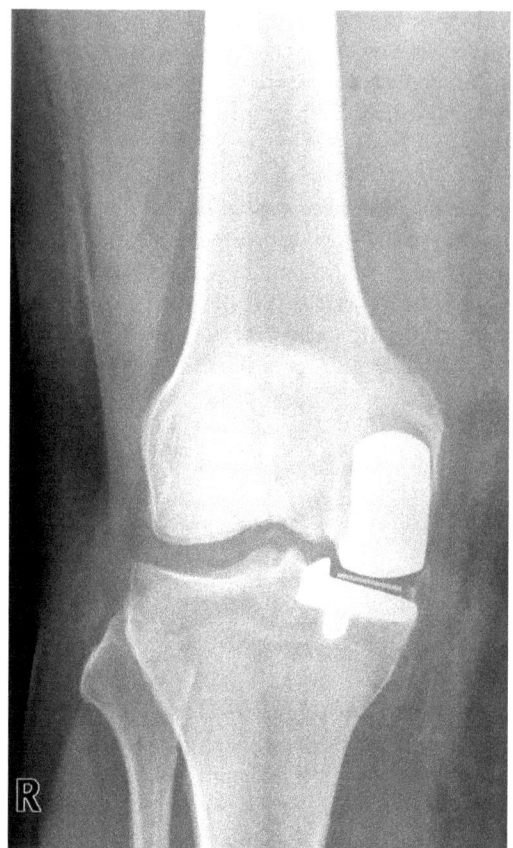

7a Addendum: de hemiprothese van de knie

Koos van Nugteren

Als knieartrose leidt tot pijn en functieverlies van de knie kan een endoprothese oplossing bieden. Wanneer sprake is van ernstige artrose in het *gehele* kniegewricht kiest men gewoonlijk voor een totale knieprothese, bestaande uit een metalen kop en een polyethyleen kom. In ongeveer een derde van de gevallen wordt de pijn veroorzaakt door kraakbeenslijtage van alleen de mediale zijde van het kniegewricht; de laterale femurcondylus en het laterale tibiaplateau bevatten nog gezond kraakbeen. Patiënten met dergelijke pathologie kunnen worden geholpen door plaatsing van een halve knieprothese ofwel een hemiprothese. Hierbij wordt alleen aan de mediale zijde van het kniegewricht een (hemi)prothese geplaatst. De enkelzijdige knieprothese wordt vooral toegepast bij *oudere* personen met een rustig leefpatroon; men moet er namelijk zeker van zijn dat op korte termijn niet ook de laterale zijde artrotisch wordt.

De hemiprothese of unicompartimentele knieprothese wordt al ruim dertig jaar toegepast. Veel van de oorspronkelijk gebruikte prothesen bleken niet voldoende duurzaam te zijn en worden dan ook niet meer gebruikt. Inmiddels heeft de hemiprothese veel verbeteringen ondergaan.

Bij relatief *jonge* mensen (< 60 jaar) met alleen een mediale knieartrose, kan men – als conservatief beleid faalt – de stand van het gewricht corrigeren door middel van een tibiacorrectieosteotomie; hiermee wordt beoogd het artroseproces te vertragen.

Oorzaken mediale knieartrose

De mediale gewrichtsspleet is smaller dan de laterale; daarom ontstaat meestal het eerst schade aan de mediale zijde van het gewricht. Ook O-benen leiden tot een hogere belasting van het mediale gewrichtskraakbeen.

Om te beoordelen of de kniepijn alleen afkomstig is van de mediale zijde van het gewricht, kan men een scintigrafie (botscan) maken en kijken of alleen aan de mediale zijde een hotspot op de afbeelding is te zien. Vaak

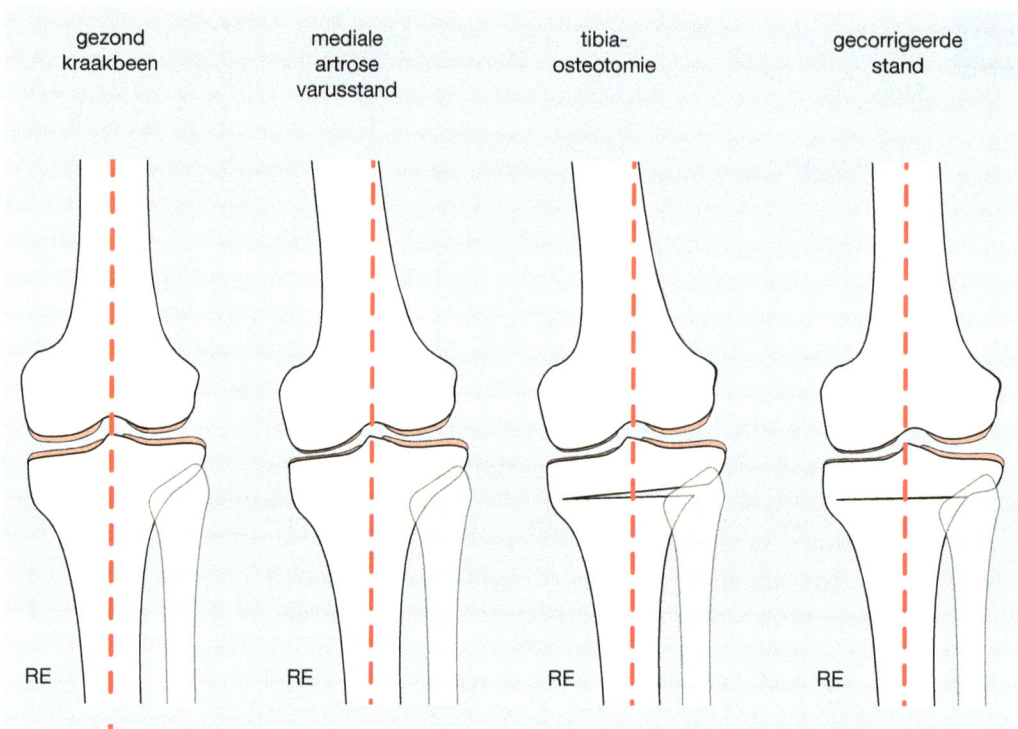

Figuur 7a-1
Bij relatief jonge mensen met een mediale knieartrose kan het zinvol zijn de stand van het gewricht te corrigeren door middel van een tibiacorrectieosteotomie

kan men pas tijdens de operatie definitief beoordelen of de laterale zijde nog gezond is; alleen bij een gezond lateraal gewrichtscompartiment is het mogelijk een mediale hemiprothese te gebruiken.

Voordelen van de hemiprothese ten opzichte van de totale knieprotheseoperatie zijn:
- Het is een kleinere operatie dan de totale knieprotheseoperatie; hierdoor kunnen meer weke delen tijdens de operatie intact blijven.
- De patiënt heeft vaak wat minder pijn.
- De duur van de ziekenhuisopname is meestal korter en het herstel verloopt sneller.
- De mate van knieflexie wordt gewoonlijk groter (> 120° flexie).
- Het looppatroon is meestal beter dan na een totale knieprothese.

De nadelen zijn:
- Het is mogelijk dat het proces van artrose zich aan de laterale zijde voortzet, waardoor op termijn opnieuw klachten kunnen ontstaan, maar nu aan de laterale zijde van het kniegewricht. Opnieuw opereren, waarbij de hemiprothese moet worden verwijderd en een totale knie-

prothese wordt geplaatst, is zwaarder dan wanneer direct een totale knieprothese wordt geïmplanteerd.
– De technische uitvoering is lastiger dan die van de totale knieprothese.

Enkele voorwaarden voor een geslaagde hemiprotheseoperatie:
– Er moet sprake zijn van een mediale *artrose* (geen reumatoïde artritis).
– Het laterale compartiment moet intact zijn.
– Er mag (bij voorkeur) geen grote flexiecontractuur bestaan (< 15° beperking).
– De kruisbanden moeten intact zijn.

Bijlage I Functieonderzoek van de knie

Het functieonderzoek van de knie wordt voorafgegaan door:
- algemene palpatie gericht op onderzoek van temperatuur en zwelling;
- hydropstest(en).

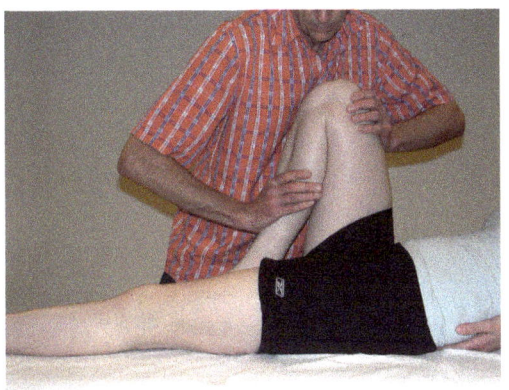
Passieve flexie.

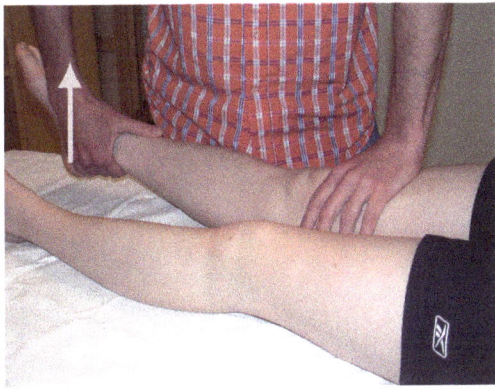
Passieve extensie.

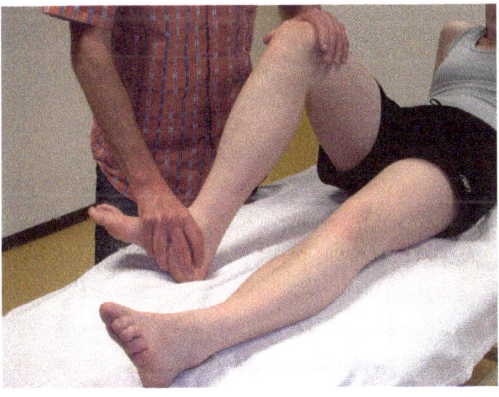
Passieve exorotatie.

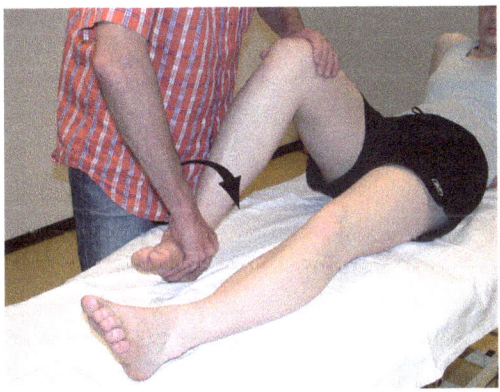
Passieve endorotatie.

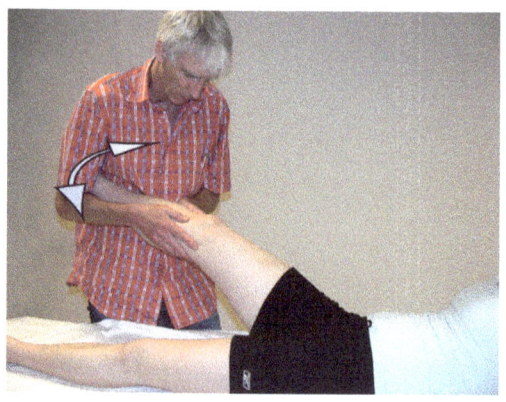
Valgustest en varustest met lichtgebogen knie.

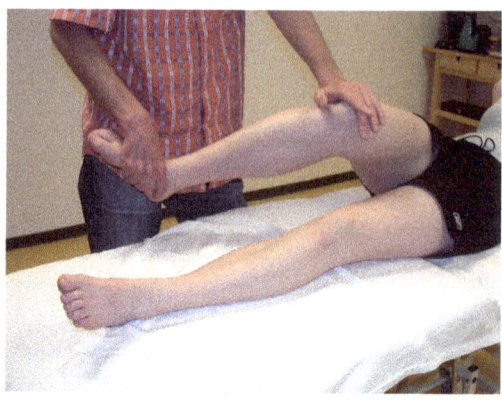
Testen volgens McMurray.

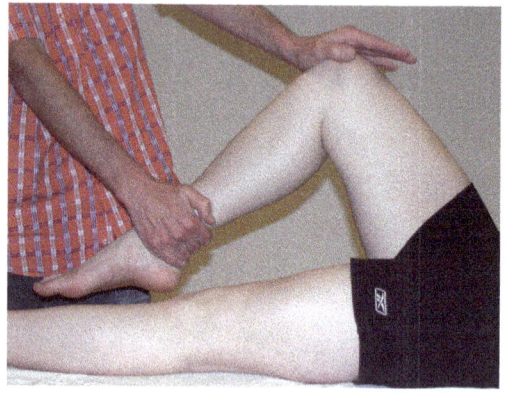
Weerstand flexie.

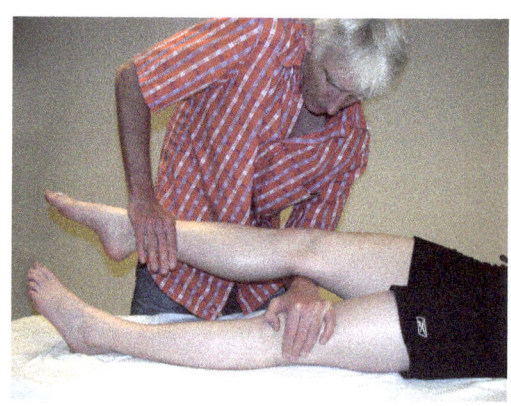
Weerstand extensie.

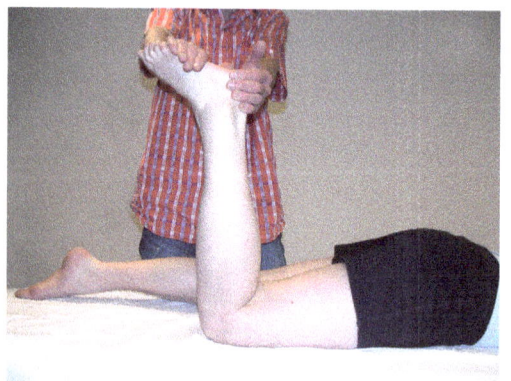
Weerstand endorotatie.

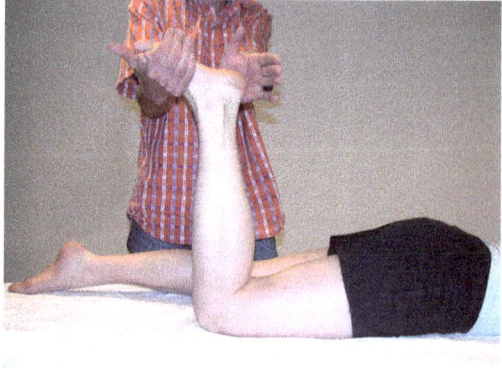
Weerstand exorotatie.

Bijlage II Meniscustesten

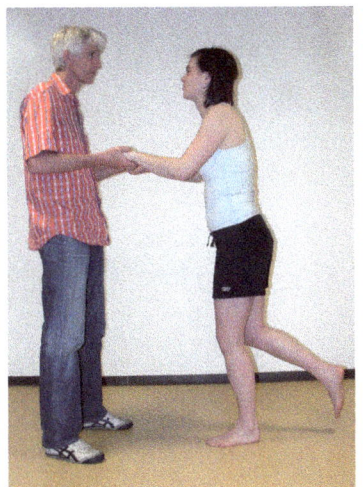 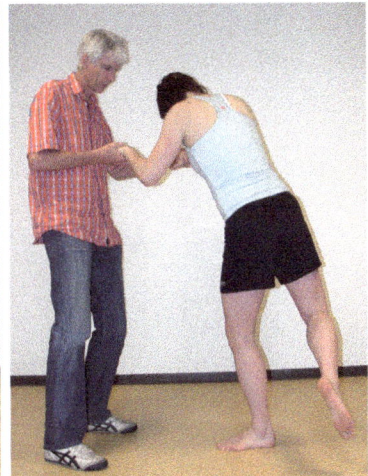 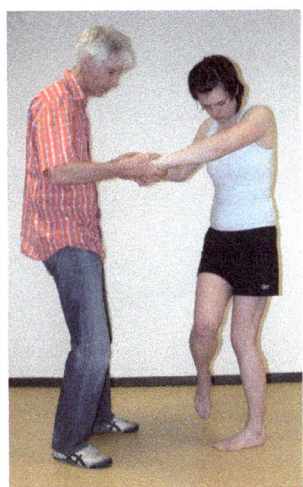

De Thessaly-test bij 5° flexie van de knie.

Ondersteund door de onderzoeker roteert de patiënt in het kniegewricht; dit gebeurt door, met de voet vlak op de grond, het lichaam drie keer naar links en rechts te draaien. De test is positief als de patiënt herkenbare pijn voelt in het kniegewricht of een gevoel van blokkering.

De test wordt eerst op het gezonde been uitgevoerd om de patiënt de juiste beweging te laten ervaren en om eventuele pijnsensaties te kunnen vergelijken met de andere zijde.

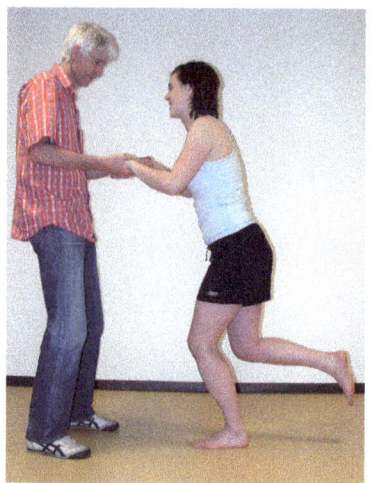 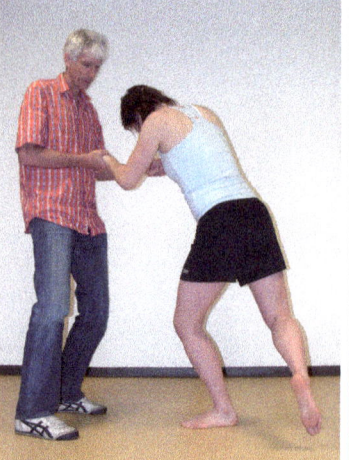 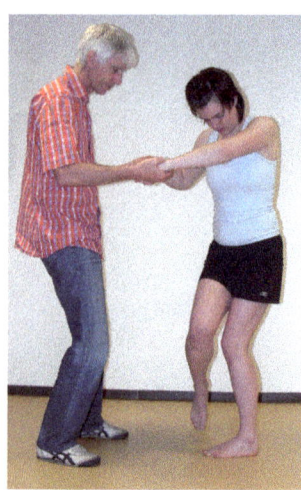

De Thessaly-test bij 20° flexie van de knie.

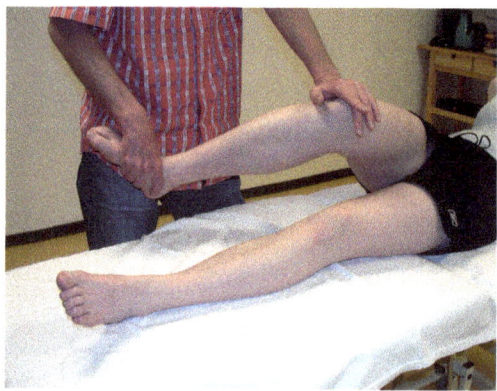 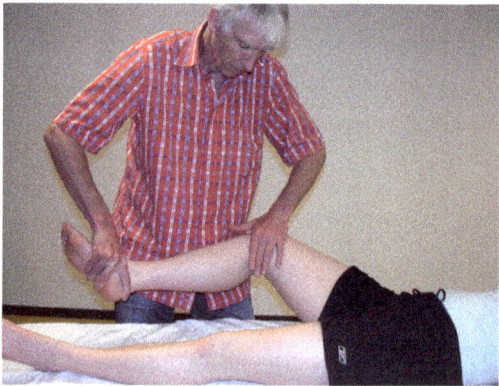

Test volgens McMurray met valgusdruk. *Test volgens McMurray met varusdruk.*

Test volgens McMurray met valgusdruk: terwijl valgusdruk en exorotatie gehandhaafd blijven, wordt de knie langzaam gestrekt. Wanneer een palpabele of hoorbare klik in het gewricht ontstaat, die ook pijnlijk is, is de test positief.

Test volgens McMurray met valgusdruk: terwijl varusdruk en endorotatie gehandhaafd blijven, wordt de knie langzaam gestrekt. Wanneer een palpabele

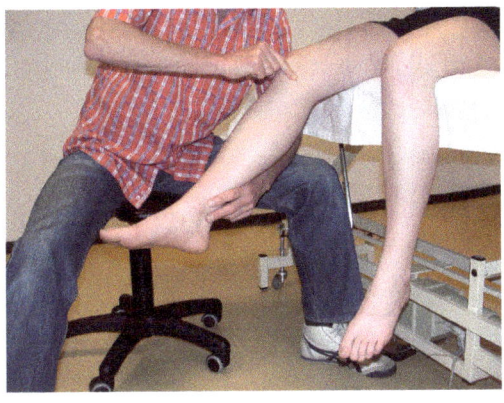
Test volgens Steinmann II.

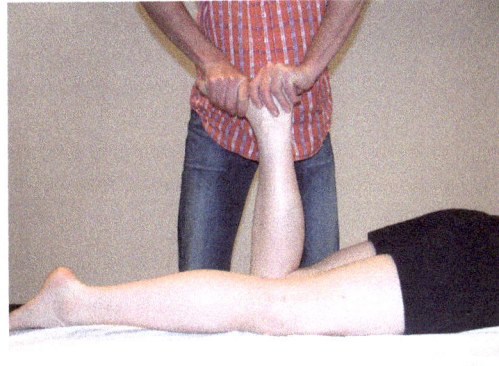
Test volgens Apley.

of hoorbare klik in het gewricht ontstaat, die ook pijnlijk is, is de test positief.

Test volgens Steinmann II: er is sprake van een drukpijnlijk punt in de mediale gewrichtsspleet ter plaatse van de meniscus. De drukpijn verdwijnt tijdens het flecteren van de knie, omdat de meniscus zich dan naar achteren verplaatst.

Test volgens Apley: er is sprake van kniepijn tijdens compressie en gelijktijdige rotatie in het, 90° gebogen, femorotibiale gewricht.

Passieve extensie: een beperking met een verend eindgevoel wijst op een inklemming; meestal is dan sprake van een meniscusletsel.

Hypermobiliteit wijst op letsel van het achterste kapsel.

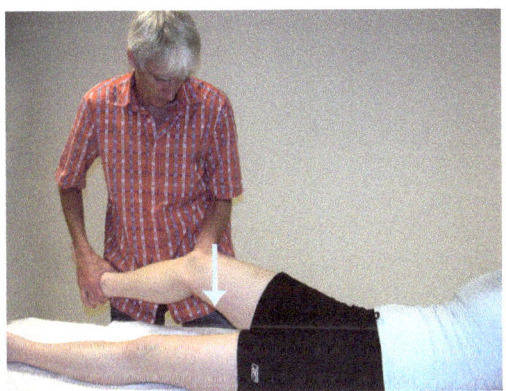
Passieve extensie.

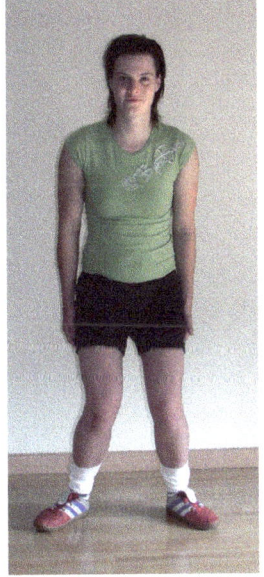
Ege's test in exorotatie.

Ege's test in exorotatie voor de mediale meniscus: er wordt een squat gemaakt met de voeten in *exorotatie*. De patiënt mag – indien nodig – ergens steun aan nemen. De test is positief bij pijn of een klikkend geluid ter hoogte van de gewrichtsspleet.

Ege's test in endorotatie voor de laterale meniscus: dezelfde test kan worden toegepast met de voeten in *endorotatie* voor de *laterale* meniscus.

Bijlage III Stabiliteitstesten van de knie

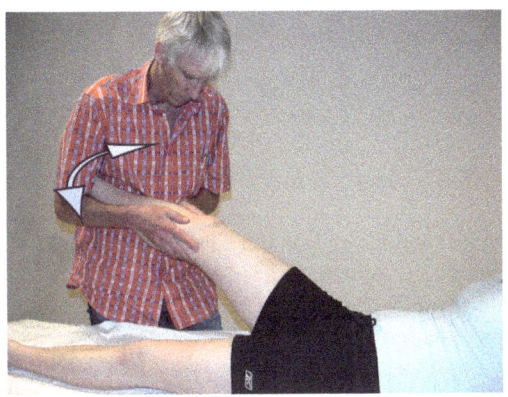

Valgus-varustest.

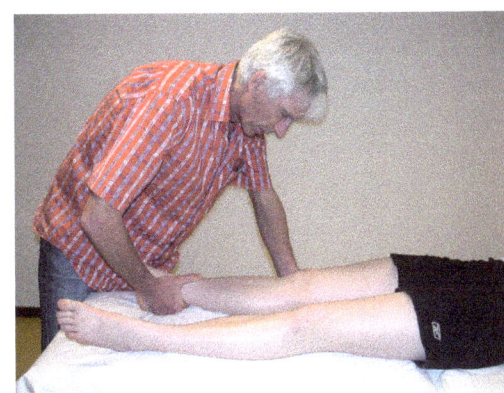

Valgustest met een gestrekt been.

Valgus-varustest: test voor collaterale ligamenten. Enige laxiteit is fysiologisch.
Varustest met een gestrekt been: laxiteit wijst op letsel van mediale ligamenten en het achterste kapsel.
Laxiteit wijst op letsel van laterale ligamenten en het achterste kapsel.
Vier-teken: een palpabele onderbreking van het lig. collaterale laterale wijst op een laesie.

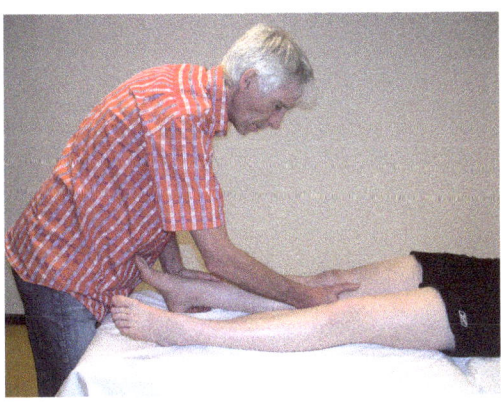

Varustest met een gestrekt been.

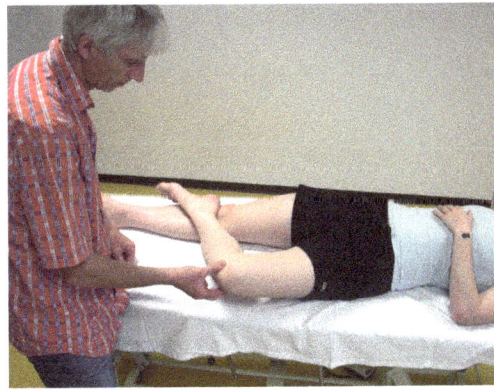

Vier-teken.

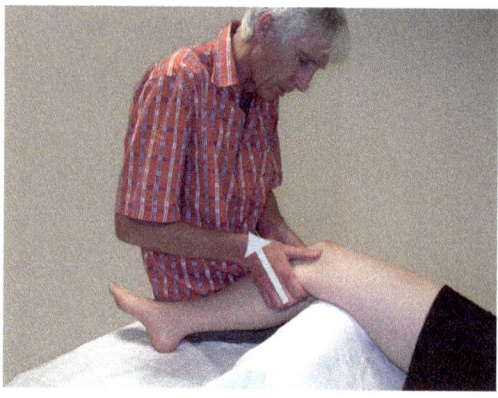

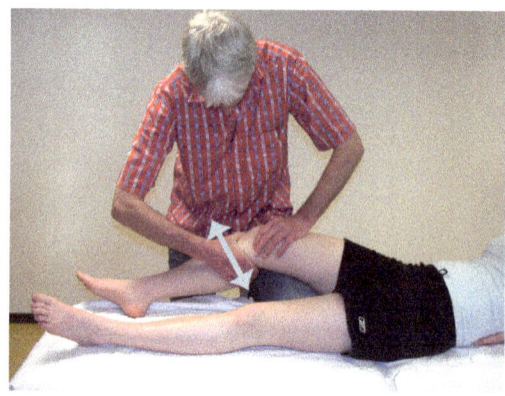

Schuifladetest naar voren in 20° flexie = test volgens Lachmann.

Schuifladetest in 20° flexie. Alternatieve uitvoering.

Test volgens Lachmann: laxiteit en een week eindgevoel wijzen op een voorste kruisbandletsel.

Uitvoering in 90° flexie kan worden gedaan om de achterste kruisband te testen. Men beweegt daarbij het onderbeen naar dorsaal.

Alternatieve uitvoering: de knie van de patiënt rust op het bovenbeen van de onderzoeker. Hiermee wordt de voorste en de achterste kruisband getest.

Tijdens het uitvoeren van schuifladetesten is vooral het eindgevoel van belang; het 'vastslaan' van de knie wijst erop dat minstens een deel van de geteste kruisband nog intact is.

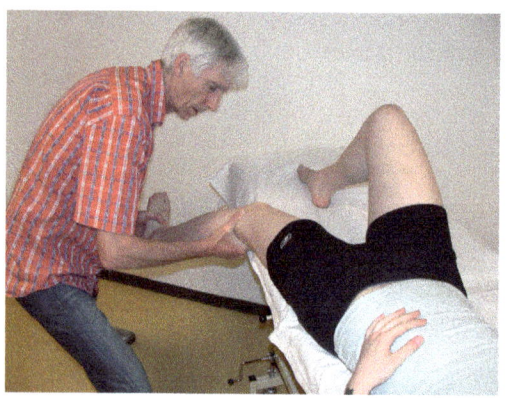

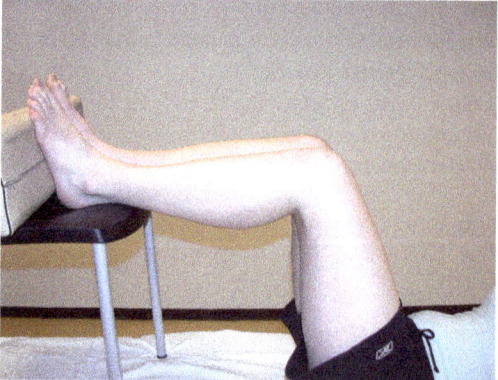

Pivot-shifttest: voor de exacte uitvoering; zie hoofdstuk 5a.   *Gravity-test.*

Pivot-shifttest: als subluxatie van het laterale tibiaplateau optreedt tijdens de uitvoering van de test dan is vrijwel zeker sprake van een voorste kruisbandlaesie.

Gravitiy-test: als één tuberositas tibiae lager staat dan is waarschijnlijk sprake van een achterste kruisbandletsel.

Als deze test positief is, kan de schuifladetest naar voren ook positief uitvallen, zonder dat sprake hoeft te zijn van een voorste kruisbandletsel.

Verwijzingen naar eerder verschenen
Orthopedische casuïstiek

Soms wordt in het boek verwezen naar reeds eerder verschenen patiëntencasuïstiek. Deze casuïstiek staat in de online vakbibliotheek van Bohn Stafleu van Loghum en is via internet te raadplegen door abonnees van *Orthopedische Casuïstiek*.

Nadere informatie hierover is te vinden op de website van:
– de uitgever: www.bsl.nl
– de redactie van *Orthopedische Casuïstiek*: www.orthopedischecasuistiek.nl

Register

A
a. genus media — 31
allograft — 61, 70
anamnese — 7
antipronatieschoen — 47, 54
Apley — 24
artritis, reumatoïde — 8
artrofibrose — 71
artroscopie — 68
artrose — 91
autograft — 61
   –, BPTB — 70

B
bandletsel, mediaal — 14
bandletsel, mediaal — 25
Bone Patellar Tendon Bone — 70
bucket-handle — 33

C
capsulitis — 8
computertomogram — 81
contusie — 12
corpus liberum — 84
cryotherapie — 74

D
decline squattest — 8, 20
dumb-bell — 18
dystrofie, posttraumatische — 71

E
ege's test — 35

F
femurepicondylus — 44
fitnessapparatuur — 18
flapscheur — 33
functieonderzoek — 8

G
gewichtsmanchet — 17
gewricht
   –, femorotibiale — 3
   –, patellofemorale — 3
   –, tibiofibulaire — 3
graft, synthetische — 61
graft-failure — 73

H
haemarthros — 8
hamstringgraft — 70
hardloopschoen — 48
hemiprothese — 91, 93
hemiprotheseoperatie — 95
hydrops — 8, 23

I
infectie, bacteriële — 71
innervatie — 31

J
joint line tenderness — 35

K
kapsel, achterste — 5
kapselband — 4, 6
ketenoefening
   –, gesloten — 17

–, open	17
knieprothese	
–, totale	93
–, unicompartimentele	93
knieprotheseoperatie	94
–, totale	94
König	83
kruisband	5
–, voorste	29
kruisband, ruptuur van de voorste	60
kruisbandletsel	65
–, voorste	34
kruisbandplastiek, voorste	70
kruisbandreconstructie	72
kruisbandruptuur, voorste	65

L

lachman-test	8, 67, 68
ligament, intra-articulair	5
ligamentisering	72
ligamentum	
–, collaterale laterale	4
–, collaterale mediale	4
–, ruptuur van het ligamentum collaterale mediale	60
–, transversum genus	28
linea aspera	52

M

m. gluteus maximus	46, 53
m. quadriceps	55
m. tensor fasciae latae	46, 53
m. vastus lateralis	53, 55
McMurray	24
mcMurray-test	35
membrana synovialis	3
meniscectomie	27, 37
–, partiële	37
–, totale	37
meniscus	3, 6, 27, 28
meniscuslaesie	27
meniscusletsel	25
meniscustransplantatie	38
MRI-scan	36, 69

N

n. articularis medialis	31
n. articularis posterior	31
Noble	53

O

oefening	
–, gesloten keten	21
–, open keten	21
–, plyometrische	14
osteochondritis dissecans	83
osteochondrosis	83
osteochondrosis dissecans	79, 80

P

palpatie	8
parrot-beak	33
pathologie	8
pivot-shifttest	67, 69
plaatmeniscus	28
plicasyndroom	8
pronatiecorrectie	47

S

sensitiviteit	67
specificiteit	67
squat	17, 18
Steinmann II	35
stressfractuur	71
synovia	27

T

Thessaly	24
thessaly-test	35
tibiacorrectieosteotomie	94
tibiaplateau	3, 28
tractus iliotibialis	44, 52
tractus iliotibialis frictiesyndroom	45, 51
trombose, diepe veneuze	71
tuberculum van Gerdi	52

U

unhappy triad	33

V

valgustest	24
varustest	8
vascularisatie	7, 31

Onderzoek en behandeling van de hand, het polsgewricht

K. van Nugteren en D. Winkel

- **Actueel**
- **Rijk geïllustreerd**
- **Reeks** *Orthopedische casuïstiek*

Paperback, 142 pagina's
ISBN 978 90 313 4876 3
Prijs € 22,50

www.bsl.nl

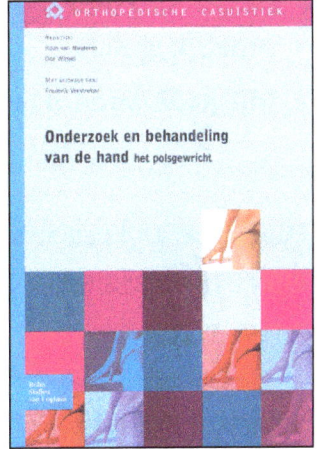

Dit boek geeft een overzicht van de meest voorkomende orthopedische aandoeningen van het polsgewricht.

Twaalf casusbeschrijvingen geven een concreet beeld van de klachten, symptomen, diagnostiek en therapeutische mogelijkheden bij patiënten met polsklachten. Relevante achtergrondinformatie wordt uitgebreid besproken en is gebaseerd op actuele wetenschappelijke inzichten. De tekst is rijk geïllustreerd met educatieve tekeningen en foto's. Het boek is in het bijzonder bestemd voor huisartsen, bedrijfsartsen, orthopeden en fysiotherapeuten/kinesitherapeuten.

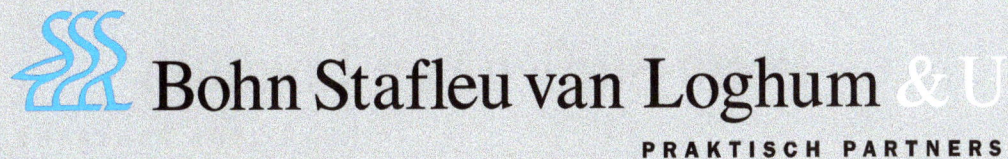

Verkrijgbaar bij boekhandel en op www.bsl.nl

Onderzoek en behandeling van de schouder

Redactie: Koos van Nugteren en Dos Winkel

- **Reeks *Orthopedische casuïstiek***
- **Praktijk gericht**
- **Rijk geïllustreerd met educatieve tekeningen**

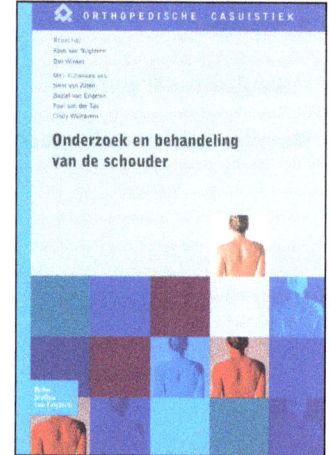

Paperback, 144 pagina's
ISBN 978 90 313 5033 9
Prijs € 27,50

www.bsl.nl

Dit praktijkgerichte boek bespreekt de meest voorkomende schouderaandoeningen aan de hand van concrete patiëntencasuïstiek.

Negen casussen geven een concreet beeld van de klachten, symptomen, diagnostiek en therapeutische mogelijkheden bij patiënten met schouderklachten. Relevante achtergrondinformatie wordt uitgebreid besproken en is gebaseerd op actuele wetenschappelijke inzichten. De tekst is rijk geïllustreerd met educatieve tekeningen en foto's.

Het boek is in het bijzonder bestemd voor fysiotherapeuten, kinesitherapeuten, oefentherapeuten, huisartsen, sportartsen en orthopeden.

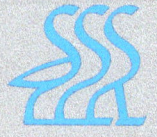 Bohn Stafleu van Loghum &U

PRAKTISCH PARTNERS

Verkrijgbaar bij boekhandel en op www.bsl.nl

Onderzoek en behandeling van de heup

Koos van Nugteren en Dos Winkel

- **Reeks *Orthopedische casuïstiek***
- **Rijk geïllustreerd met educatieve tekeningen**
- **Praktijk gericht met concrete casuïstiek**

Paperback, 112 pagina's
ISBN 978 90 313 5115 2
Prijs € 27,50

www.bsl.nl

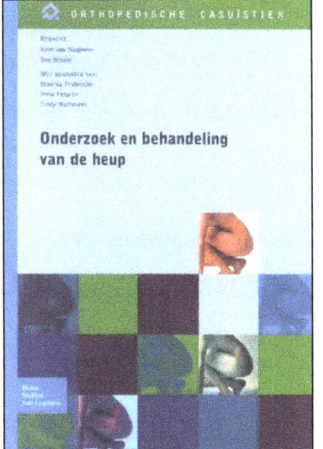

Dit praktijkgerichte boek besteedt uitgebreid aandacht aan de diagnostiek en behandeling van veelvoorkomende heupaandoeningen. De aandoeningen worden beschreven aan de hand van concrete patiënten casuïstiek. Nieuwe wetenschappelijke inzichten met betrekking tot de therapie worden vertaald naar concrete oefenprogramma's.

De tekst is rijk geïllustreerd met educatieve tekeningen en foto's. Beschreven worden – onder andere – heupartrose, collumfracturen, liesblessures, laterale heuppijn en avasculaire necrose van de femurkop.

Het boek is in het bijzonder bestemd voor fysiotherapeuten, kinesitherapeuten, oefentherapeuten, huisartsen, sportartsen en orthopeden.

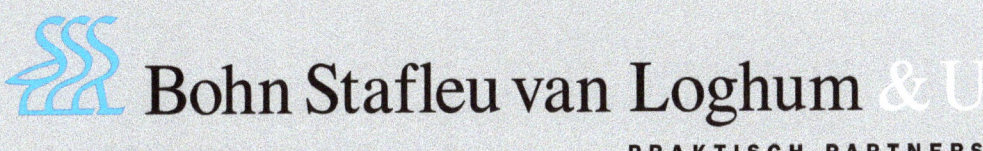

Verkrijgbaar bij boekhandel en op www.bsl.nl

Onderzoek en behandeling van spieraandoeningen en kuitpijn

Redactie: Koos van Nugteren en Dos Winkel

- **Reeks** *Orthopedische casuïstiek*
- **Rijk geïllustreerd met educatieve tekeningen**
- **Praktijk gericht met concrete casuïstiek**

Paperback, 98 pagina's
ISBN 978 90 313 5204 3
Prijs € 22,50

www.bsl.nl

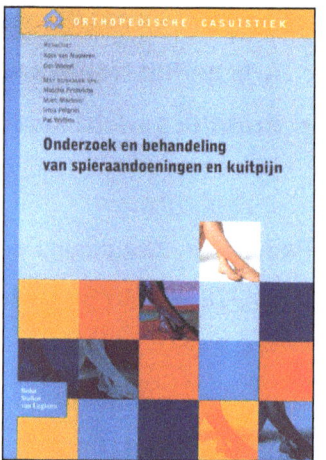

Spieren stellen het lichaam in staat om te bewegen. Een stoornis in de spierfunctie is dan ook een hinderlijke aangelegenheid, in het bijzonder voor sporters. In het boek worden de meest voorkomende spieraandoeningen beschreven evenals de differentiaaldiagnostiek bij kuitpijn. Kuitpijn is namelijk niet altijd het gevolg van een spierletsel maar kan vele oorzaken hebben wat het diagnosticeren lastig maakt.

Verder wordt onder meer aandacht besteed aan de meest efficiënte manier van krachttraining en de huidige inzichten met betrekking tot spierrekken.
Zoals gebruikelijk in de boekenreeks *Orthopedische casuïstiek* wordt ieder onderwerp besproken aan de hand van patiënten casuïstiek uit de dagelijkse praktijk. Recente wetenschappelijke inzichten worden besproken in de addenda na de patiëntencasus.

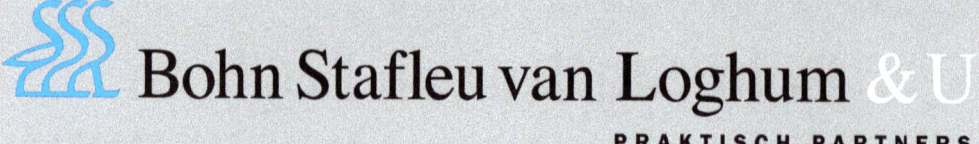

Verkrijgbaar bij boekhandel en op www.bsl.nl

GPSR Compliance
The European Union's (EU) General Product Safety Regulation (GPSR) is a set of rules that requires consumer products to be safe and our obligations to ensure this.

If you have any concerns about our products, you can contact us on

ProductSafety@springernature.com

In case Publisher is established outside the EU, the EU authorized representative is:

Springer Nature Customer Service Center GmbH
Europaplatz 3
69115 Heidelberg, Germany

www.ingramcontent.com/pod-product-compliance
Ingram Content Group UK Ltd.
Pitfield, Milton Keynes, MK11 3LW, UK
UKHW051239180426
11947UKWH00013B/849